JN093233

WATCH WITH ME
Inspiration for a Life in Hospice Care

シシリー・ソンダース、ケアを語る

私のスピリチュアリティ

シシリー・ソンダース 著
デイヴィッド・クラーク 編
小森康永 訳

北大路書房

WATCH WITH ME:
Inspiration for a Life in Hospice Care
by Cicely Saunders

目次

まえがき

デイヴィッド・クラーク（David Clark）

シシリー・ソンダース（Cicely Saunders）の名前は、近代ホスピス運動の創造と同義である。ホスピスケアは二十世紀の偉大な社会革新の一つであり、彼女の成人期の大方がその発展に捧げられた。彼女は、プロとしてのキャリアを死にゆく人々のケアから始めた、おそらく世界で最初の医師であり、その仕事は世界中で新しい奉仕を刺激し、研究と教育の重要性を長年にわたって支持した。しかしながら、その全体計画を支えたものは、彼女が実践と執筆に持ち込んだ重要な宗教的およびスピリチュアルな関心である。それは、時間が経つにつれ進化し深まったわけだが、（彼女がアイディアの源泉とし続けた）広大な神学的および哲学的風景によって形作られもした。本書によって、私たちもそのような関心に導かれ、彼女がこの仕事にいかにして入っていったのかということだけではなく、何十年にもわたりいかにして自らの取り組みを維持したのかということも理解可能となる。ホスピスケア人生にユニークなインスピレーションが与えられるわけだ。

ソンダースは一九一八年六月二十二日に生まれ、二十歳のときに政治、哲学、経済学を学ぶためにオックスフォード大学に入学した。一九四〇年には、ロンドンのセント・トーマス病院ナイチンゲール養成学校で学生看護師になるべく、勉学を中断した。背中の損傷で看護を辞めることを余儀なくされると、オックスフォードに戻り、戦時学士号と公共および社会行政学の卒業証書を得た。そして彼女は、病院教育者ないし医療ソーシャルワーカーとして病棟スタッフの訓練を始めた。

彼女が、ポーランドからの難民でワルシャワ・ゲットーの生存者であるデイヴィッド・タスマをケアしたのは、ロンドンの大きな病院でその役割を果たしていたときだった。二人が共に過ごした期間は短かったが、彼はソンダースにインスピレーションを与え、その職業的関係は深い友情に変わった。一九四八年二月二十五日、タスマは亡くなるとき、ソンダースに500ポンドを贈り、「僕は君の家（ホーム）の窓になろう」という励ましを残した。二人の間では、人生の終わりが近い人々をケアするための代替場所を作る可能性が話し合われていたのである。

彼女はすぐに、末期的な病気を抱える人々のニーズについてもっと知ることを決心し、ロンドンのベイズウォーターにあった死にゆく人のための家であるセント・ルークでボランティアとして働き始めた。そこで、彼女は医学を学ぶ決意をすると、一九五一年から学び始め、三十代後半で医師の資格を得たのである。一九五八年、セント・メアリー医学部のリサーチフェローに就任し、イーストエンドのハックニーにあるセント・ジョセフ・ホスピスでの研究が始まる。ここで彼女は、現代のホスピスケアの基本原則を定めた。つまり、末期患者の疼痛管理への体系的アプローチを開発すること、人々の社会的、感情的、そして精神的な必要性に注意を払うこと、彼女が知っていることを他の人に教えることである。

すぐに彼女は、自分自身の近代的なホスピスを構築する計画を立てたが、それは、臨床ケア、教育、そして研究という三つの柱でできていた。彼女は自分のアイディア推敲を手伝ってくれるサポートグループを募り、自分の思考を促進し精緻化するためにアメリカや他の国々を訪れた。克服すべき障壁は大きかったが、八年間の募金、計画、プロモーションの後、一九六七年にセント・クリストファー・ホスピスは最初の患者を迎え入れた。後日しばしば彼女が言うように、「窓の周りにホームを建てるのに十九年かかった」。

次の十八年間、ソンダースは自分が創ったホスピスの医療部長を務める。彼女はすぐに在宅介護を含めるよう事業を拡大した。疼痛管理とプログラムの有効性に関する研究も推進した。専門教育センターを設立し、着実に著作の出版を続けた。その仕事は国際的に高い評価を受け、彼女はたくさんの国から多くの賞や名誉を授与された。セント・クリストファーは毎年何千人もの訪問者を受け入れ、そこで勉強し、臨床スキルを伸ばし、現在緩和ケアとして知られるようになった急成長分野での研究を行う人々のインスピレーションの源となった。

一九八五年、ソンダースはホスピスでのフルタイム勤務をやめたが、執筆、教育、および緩和ケアの発展支援は引き続き積極的に取り組んだ。一九九八年、ソンダースの栄誉を称えるロンドンの王立医師会の会議では、彼女の八十歳の誕生日が祝われた。二〇〇〇年には、セント・クリストファーの議長の地位を退任し、創設者の役割を引き受けた。それにより、主要な新しいイニシアチブであるシシリー・ソンダース財団の発展支援に時間を割けるようになった。[*1]

二〇〇三年七月、八十五歳の誕生日の直後、ソンダースはロンドンのウェストミンスター大聖堂ホールの集会で話をした。この講演は、聖イグナチオの霊的行使と、さまざまな形態の人間の経験や日常生活に関する一連の講義の一部であった。彼女は、神の探求から戦時の看護まで、そして世界初の近代ホスピスの創設者かつ指導者としての仕事に至るまで、自身の精神的な旅を描いた。

その後まもなく、ソンダースは私にその講義には出版価値があるだろうかと尋ねた。私は一読してすぐに、それがより広い読者を獲得するのは確実だと感じた。と同時に、その小品のおかげで私は、彼女の初期の論文群に響くこだまに耳をそばだたせることができた。私は気がつくと、この最新の講義録の重要な萌芽を捜し求めていた。それによって、私は高揚し、すぐに特定のそして深く永続的な興味の対象をたどることができた。いくつかの論考の通奏低音となっていたものは、人生における主だった出来事やスピリチュアルな生活と、ケア倫理の間の関係である。各論考において、それは一人称で語られ、さまざまな宗教的および哲学的根拠が描かれ、切迫した死に直面した特定の個人のケアという主たる動機によって根底から支えられていた。要するに、これらは現代のホスピスと緩和ケアの古典として最も深い重要性を持つ記述だったのである。

そのため、二〇〇三年の講演は、関連資料の既存の枠組みの中に配置されることで大幅に強化されることが明らかになった。ソンダースとの話し合いで、五つの論考が選ばれたわけだが、それは結果的に、一九六五年に始まり、その後十年間に一本ずつのものとなった。そして、この魅力的な本が生まれたわけである。

最初の章は、一九六五年のセント・クリストファー・ホスピス年次総会での講演からの抜粋であり、降臨節（クリスマス前の約四週間）の直前に出版されている。その年の初めに工事の始まったセント・クリストファーの基礎を参照するところから始まる。視野を広げれば、これらの基盤はさまざまな形をしている。そこに向けられた関心や献金、関係する人々、そして死にゆく人のケアにおいてこれまで行われてきた仕事である。しかし、最も重要な礎石は、ゲッセマネの園で話された言葉、「私と共に目を覚ましていなさい」の中にある。したがって、この論考は、ホスピスで遭遇することになるものへの準備と考えることができる。死にたくないと言う患者、そして共同体意識と宗教的基盤の必要性である。「私と共に目を覚ましていなさい」は、一九六五年には既に明らかになっていた成すべき労多き仕事を要約するだけでなく、この本の各ページ、各論考で繰り返されるテーマを響かせている。

一九七四年、ギルフォード大聖堂での講演に際して、ソンダースは信仰を主題に話すよう依頼された。課題は難しくはあったが、インスピレーションの源にもなった。患者から彼女が実に多くのことを学んだ以上、患者のためにそこで話さねばならないと。デイヴィッド・タスマの「君の頭と心の中にあるもの」に対する要求は、いかに時間がかかろうとも、死にゆく人々のケアについて何かをする義務を生み出した。これは、命令への従順という信仰に関連している。結局、「信仰が見られ、成長し、発展するのは、実際の活動においてである」。セント・クリストファーの創設には、タスマの死から十九年がかかり、その間に彼の５００ポンドの寄付が50万ポンドにまで増えたことが、その一例である。同時に、単なる愚か者になり得る信仰に注意することも重要である。当時の興味深い話題である参考文献として、トールキンの探求比喩がここで取り上げられ、最悪の逆境にもかかわらず、いかに「神の解放とは思いがけないもので、結局、誰もが何らかの役割を果たしたとみなされる」かが説明される。それでも信仰は、与える者となることと同様、手放すこと、あるいは開いた手で受け取ることでもあるとされる。

一九八〇年代半ばにカトリック系の雑誌のために書かれた「死と向き合うこと」は、死にゆく人のケアにおける何十年にもわたる個人的経験の精製に、その仕事に耐え得るようもたらされたスピリチュアルで知的な影響を交えて振り返った論考である。それは、がんや他の病気による死だけでなく、突然の、かつ暴力的な死も扱っている。そこでは、死にゆく人がどのように個人や家族の関係、責任と義務という網の目の中に捕らわれているか、そしてそれが文化と歴史によってどのように影響されているかが、示されている。特に、信仰の有無にかかわらず、死と折り合いをつけることに焦点が当てられており、結局、「死と向き合うことは人生に向き合うことであり、相手と一緒にやっていくことは相手について多くを学ぶということである」とされる。

一九九六年の *British Medical Journal* のクリスマス版に掲載されたのが、「私の治療的旅」である。刊行以来、しばしば引用され、多くの読者に愛読されてきたに違いない。私たちは、ルーチンワークの多さにキリキリ舞いし、限られた医療資材しかない戦時中のセント・トマスの忙しい病棟に舞い戻る。「ブロンプトンカクテル（Brompton Cocktail）」使用についての振り返りは、現代の疼痛管理技術以前の時代を思い出させる。新たな理解を深める上でのその後のホスピスの役割が強調されており、ソンダースの「トータルペイン」概念についての注意喚起がある。それは、緩和ケアの分野に登場した、最も重要で最も独創的な概念なのである。

二〇〇三年夏の講義、「主を思いなさい」で、本論文集は素晴らしい幕引きとなる。再びソンダースは、私的信仰の主題、治療的仕事のためのインスピレーション、一人ひとりの患者から教えられた智恵、そして死にゆく人のケアにおける共同体と仲間意識の必要性に立ち戻る。ソンダースの業績に既に精通している人たちは、この小品と上記四本の論考によって、彼女の人生と哲学が素晴らしく肯定されることを見出すだろう。彼らはまた、彼女の思考の進化、および緩和ケアにおける現代の議論との関連性について、新しい洞察を得るだろう。彼女の仕事をあまり意識していない人は、驚くべき人生、彼女の好奇心、そして永続的なエネルギーについての洞察を得るだろう。その結果、彼らは、死にゆく人々とその家族のための現代的ケアの風景に大きく貢献してきた人の哲学を理解するようになる。

五本の論考は、私的な振り返りをまとめただけのものではない。それは、現在確立されている緩和ケアの分野における一般的な正統派に対して永続的な挑戦を提起する。それは、患者のためのケアと同様、患者についてのケアが何であるかを強調する。それは、職業の性質と、それが職業人としての人生においてどのように維持されるかについて疑問を投げかける。それは、死にゆく人のより良いケアの探求が何を意味しているのか、そしてそれはどのように達成されるのかを何十年ものスパンで語る。そして、すべてのページにおいて、それは、現代のターミナルケアの哲学と実践に継続的に関連する観察ないし洞察を提供する。

二〇〇二年にシシリーと話したとき、彼女はこの本の論考に囲まれた約四十年間、そしてその間に展開した精神的な道のりについて詳しく語った。「一般的に」と彼女は言った。「私は今日、以前ほど多くのことを信じてはいませんが、今や私の信念は明らかにより深くなっています」。これらの信念を共有するかどうかにかかわらず、これは、現代社会で死にゆく人々のケアについて思いを巡らす人々なら誰でも、読むべき本である。

＊訳注

＊1　ソンダースの活動および論考を年表に記してみよう（次頁参照）。一九四八年のタスマとの別れから一九六七年のセント・クリストファー・ホスピスの設立、一九八五年の引退、二〇〇五年の死去まで、ほぼ二十年ごとに大きな節目がある。

シシリー・ソンダースの活動および論考（1918-2005年）

年月	年齢	生活歴	論文等
1918	0	6.22 北ロンドンで誕生	
1938	20	オックスフォード大学で政治学専攻	
1940	22	看護学専攻。腰痛で、ソーシャルワークに転向	
1945	27	トレボーンにて福音派に回心①	
1947～48	29	デイヴィッド・タスマとの出会いと別れ②	
1952	34	医学部入学。1957年に38歳で医師資格取得。セント・ルーク病院でオピオイド使用を修得	1958「がんで死ぬこと」
1958	40	セント・ジョセフ・ホスピス	
1960	42	アントーニとの出会いと別れ③。その後、クライストチャーチに通う	1961「突然の死から…」
1961	43	G夫人、父親の死去④。英国国教会へ通うが、数年後ウェストミンスター寺院の群衆へ	1964 トータルペイン概念を提唱 「セント・ジョセフ・ホスピスにおける終末疾患に苦しむ患者のケア」 「治療困難な悪性疾患の症状治療」
1963	45	マリアンの「波を静めるキリスト」購入	1965「人生最期のとき」 1966「最後のフロンティア」
1967	49	セント・クリストファー・ホスピス開設	1978「ターミナルケアの哲学」 1981「テンプルトン賞受賞スピーチ」
1980	61	マリアンとの結婚	1984「よい死に方」
1985	67	引退	1988「スピリチュアルペイン」
1995	77	1.28 マリアンとの死別	
2000	82	シシリー・ソンダーズ基金	2003「声なき人のための声」
2005	87	死去。①～④：神秘的体験	

第１章

私と共に目を覚ましていなさい（一九六五年）

本稿は、セント・クリストファー・ホスピス（St Christopher's Hospice）年次大会での講演をまとめたものであり、*Nursing Times*, vol. 61, no. 48 (November 1965), pp.1615-17 に初出。版権はEMAP Healthcare, 1965 にあるが、Nursing Times より再録許諾済みである。

セント・クリストファー・ホスピスの基礎については、いろいろな考え方ができます。たとえば、ここに提供され使い方を約束された資金や関心のすべてがその基礎なのだと言えます。それによって、建物ができ、礎石を置くことができるのですから。あるいは、終末期医療の領域においてこれまで私たち以外の人々によってなされた仕事のすべてと考えることもできるでしょう。私たちはその上に自らの仕事を積み重ねていくわけですから。さらに、十七年以上前に初めてセント・クリストファーが思い描かれて以来の、そこでの語らい、祈り、そして仕事に序々に加わってきた人々のことと考えることもできます。

私はと言えば、みなさんもご存知のように、セント・クリストファーは、患者の上に設立されたものだと考えるのがベストだと思います。これまでに私たちが出会った患者、および人生のこの時期を今ここで安全に過ごしている患者のことです。ある患者は、私がミーティングについて話すたびに、患者を代表して、こう言いました。「私もそこに行きます」。

ここで、私は、セント・クリストファーについての理想を表現する特別な言葉を示すことで、私たちの基礎を眺めてみたいと思います。[*1]

セント・クリストファーの理想と目的

私たちの最も大切な礎石は、死にゆく人のニーズを要約したものです。それは、「私と共に目を覚ましていなさい」[*2]というシンプルな言葉として、ゲッセマネの園でもたらされました。「目を覚ましている」という言葉は、多くの異なるレベルでたくさんのことを伝えており、そのどれもが私たちにとって大切です。第一に、セント・クリストファーでのすべての仕事は、患者への敬意と患者の苦痛へのきめ細かな注意からもたらされなければなりません。つまり、患者を本当によく観て、それがどんな種類の痛みなのか、どんな症状に似ているのかを学ぶこと、そしてそのような知識から最高の緩和方法を発見することです。それは、継続して新しい技術を習得することでもあるし、セント・ルーク病院やその開設者であるハワード・バレット博士[*3]の著作から学んだことや、セント・ジョセフ・ホスピスでのあらゆる仕事、そして英国および米国の多くの人々との議論から学んだことを発展させることでもあります。この問題だけに集中できる施設はまだないのですが、私たちはそれらのさまざまな側面に光が当たるよう援助し合っており、それを一つにまとめ、これまで完全にないがしろにされてきた領域において新しい技術を発展させたいと思っています。

「技術だけでなく思いやりも」

私たちは、発見の可能性がある限り、これまでどこでもなされたことのないような苦痛緩和に関する研究を計画し、実践していきたいと思います。このような学習は、専門的環境においてしばしばより容易になるため、私たちが理想的ユニットと考える建物によって、患者を援助するだけでなく、苦痛緩和の一般的水準を上げ、このような問題についても他の人々が考えをめぐらすよう刺激できればと願っています。ここで、ある患者のことが思い出されます。若い女性が、こう言いました。「あなたには、痛みを心と体の両方の側から理解してもらえるようです」。このような理解を学ぶ上での目標は、また別の女性によって記述された苦痛緩和の言葉で表現されています。「どこもかしこも何もかもが痛かったのに、今はそれもどこかに消えて、私は自由です」。

十七年前に、一人のポーランド人[*4]が亡くなるとき、「君のホームの窓」のためにと500ポンドを遺してくれました。それがまさに、セント・クリストファーの始まりとなりました。彼はこうも言いました。「僕が欲しいのは、君の頭の中にあるものと心の中にあるものだけなんだ」。それは、後年、もう一人のポーランド人[*5]が言った言葉と響き合います。「ありがとう。薬にではなく、君の心にさ」。思うに二人とも技術だけではなく思いやりをも欲しがっていたのです。彼らは、ケアのよい技術と同様、温かさと友情を必要としていました。目を覚ましていることが本当に意味するものの理解には、これらが含まれなければなりません。私たちは、本当に、痛みがどんなものかを学ばなければなりません。重い病気になるというのはどういうことか、仕事を辞めて人生から撤退するのはどういうことかを私たちはもっと学ばなければならないし、身体精神機能が低下することや、大切な人やいろいろな責任を失うことについても知らなければなりません。もしも私たちが、患者が自らの道を見つけるために必要な傾聴や安定したサポートを提供しようとするなら、私たちは、患者「のように」感じることなく患者「の気持ちを」感じる方法を学ばなければなりません。

ここでまた、私がしばしば引用する鍵となる言葉を紹介しましょう。「私は、私を理解しようとしているように見える人を探します」。こうした患者は、憐れみやごきげんとりを探しているのではなく、私たちが彼らに敬意を抱き彼らに勇気を奮い起こすよう期待することを求めているのです。私にこんなことが言えるのは、「苦しまずに死ねるのよと、みんなに言ってちょうだい」と言う女性たちに出会えた賜物です。彼女は、奇妙だとか、劇的ないし不幸な（センチメンタリティとか扇情主義とひとくくりにされる）経験ではなく、ありふれた（普通の人々がいつも直面し、なんとか乗り越える）経験をやり過ごそうとしていたのです。

「死にたくない」

私たちは、「死にたくない、私は死にたくないんだ」という正直で諦めきれない嘆願から「正しいものだけがあればいい」という静かな受容に至る道を進む患者を目にします。私たちは、受容を見るだけではなく、とてもリアルな歓びをも見るでしょう。疑い、恐怖、そして不本意さを経て、向こう側からやってくる人の真の陽気さです。私は、亡くなるわずか一時間前にその困難な道を進んできてようやくベッドサイドから這い出した男性を覚えています。「彼は楽しそうね」とひとりごちてみたものの、彼は本当に楽しんでいました。確かに、私たちはつらいことを目にするでしょうが、その報酬や代償、そして今、ここで患者に与えられる洞察をも目にします。そして、私たちは、有り余るほどの本当の幸福と気楽ささえ目にするわけです。

もしも教育が私たちの活動の最重要部分でなかったならば、理想的病棟の計画があっても、「目を覚ましている」という言葉を十分解釈することはできないでしょう。セント・クリストファーが、すべての人々が私たちの経験から学び、私たちと共にいる患者から学べる場所になってほしいのです。しかし、これは、ベッドサイド教育の継続的要求により患者に負担をかけるということではありません。それは、うまくいけば、患者が楽しめるような形であなたの関心を患者に向けることができるということです。患者に起こっていることや患者が自らしていることの中に新しい目的があることを露わにすることもできます。確かに、患者のすべてが聖人というわけではありません。事実、いくらかがそうなのであって、私たちは、彼らの来訪をとても栄誉に感じるし、援助されもします。中には、驚くほど荒れ狂う人もいます。そのいちいちを提示する紙幅はありませんが、それなりの対処が必要になる危機と言えるでしょう。しかし、誰が最もよい死に方をしたなどと誰が言えるでしょう。ある人は、献身的人生を貫き最後の数週にそのピークを迎えます。若い女性は何ヶ月も病棟をお祭り騒ぎに巻き込み、その費用については一切口にしません。老人は最後の十日間これまでとはうって変わって不平不満を止めます。確かに、私たちは彼らから学び損ねるということはないし、そのうちのいくつかは、将来のスタッフにさえ驚きをもって学ばれるでしょう。ここでの仕事は、ただ粛々とこなすものではありません。ただ、現実的なだけとでも言いましょうか。現実とは、シリアスでありながら陽気でおかしいものです。結局、退屈などあり得ないのです。

そこにいること

「私と共に目を覚ましていなさい」とは、技術学習のすべて、つまり精神的苦悩と孤独を理解し、学んだことを皆に伝えていく試み以上のものです。それは、理解され得ない多くのことでもあります。この言葉は、最初に語られたとき、「起きていることを理解すること」ではありませんでした。一方、それは「説明」ないし「痛みの軽減」というほどのことでもなかったのです。たとえ私たちがいくら苦痛を軽減しようとも、患者が出来事に新しい意味を見出せるよういくら援助しようとも、私たちには、立ち止まらざるを得ず、実は無力なのだということを知る場所が必ずあるものです。実際、もしもその時点で、その事態を忘れて、見過ごすなら、とてもまずいことになります。もしも私たちがそれを覆い隠し、否認し、そして自分たちがいつも成功するのだと自らを欺いたなら、まずいのです。たとえ自分たちには絶対的に何もできないのだと感じたときでさえ、私たちはそこに留まる準備ができていなければなりません。

「私と共に目を覚ましていなさい」は、結局、唯、「そこにいること」です。思い出すのは、「あの人たちは私をがっかりさせるようなことはなかった。ずっと来てくれるのです」と、人々が自分を本当に助けてくれたと言った患者のことです。彼女が「主は人々を私に届けてくださるのです」と言って、神が自分といかにして出会ったかを語ったことも記憶に蘇ります。セント・クリストファーは、人々をがっかりさせるのではなく、誠実さからくる安心と安全の感覚を提供する場所になることを学ばなければなりません。

私たちが一つの現実的コミュニティになるべきだという要求は、上記のニーズから特別に生まれてくるのだと思います。私たちは、お互いに信頼し合えるグループにならなければならないし、セント・クリストファーは、人々がありのままに受け入れられて安全の中でリラックスできる良い家庭同様、歓迎とホスピタリティを提供できる家庭のようなホームにならなければなりません。

また、個人一人ひとりの貢献が重要であり、それがなされるときに誰が重要で誰はそうではないといったヒエラルキーがないことを誰もが知っているような場所でなければなりません。患者一人ひとりの多面的な問題が多職種のチームによって対処されるとき、その患者にとって何が一番重要で誰が最も大切かなどということがわかる者がいるでしょうか？ それは、そのような場所では育まれるべき思いやりという当然の事柄なのであって、職業人は強いプレッシャーを感じて、自分自身の責任に圧倒されてはならないのです。

人類すべてのコミュニティ

結局、ここに私たちは、宗教的財団に最も求められるニーズを見ることになります。忘れてならないのは、私たちが、全教会というより大きなコミュニティの一部であり、聖者のコミュニオンすべての一部であり、実際に全人類というコミュニティの一部であるということです。それゆえ、セント・クリストファーは全キリスト教派であり無宗派なのです。私たちは、あらゆる宗派のあらゆる立場の人々を受け入れ、私たち自身も特定の宗派や特定の立場にはありません。私たちは、神が訪れる道は一つしかないと強調するのではなく、多くの道を通って神は訪れると考えます。

「私と共に目を覚ましていなさい」という同じ言葉によって、私たちが思い出すことは、キリストが患者と目を覚ましている人の双方に存在するという気づきをいくらかでも得るまでは、その意味を理解し始めてはいないということです。私たちは、すべての苦悩する者への神のオープンさを思い出しますが、それは、人々がそのことをここで認識するかしないかにかかわらず、いつでも真実だからです。共に目を覚ましているとき、私たちは神がここにいたこと、そして神はまだここにいて、そして神の存在が救いなのだということを知るのです。

古い真実を再解釈する

いずれつらい時期が訪れることを否認していては、終末期患者を援助することにはなりません。もしも死の後に復活が続かないと考え、生命の不滅や「継続」を曖昧にしておくならば、死について本当に考えていることにはなりません。再生が続く死というものは、信仰が生まれたときから、人の宗教にあったドミナントなテーマです。キリスト教徒にとっては、これは最終結論であって、キリスト自身によって真実とされたことです。セント・クリストファーでは、あらゆる方法においてこのメッセージが提示されることが、とても大切です。なぜなら、今日の英国に暮らす大多数の人々にとって、これはほとんど意味をなしていないからです。ジェフリー・ゴアラー（Geoffrey Gorer）の研究『今日の英国における死、悲嘆、および喪（*Death, grief and mourning in contemporary Britain*）』において悲しいまでに明らかにされたことですが、死後の復活は、セント・クリストファーに来るすべての人々、患者、その家族、そしてすべてのビジターに対して適切な言葉で再解釈されなければならない真実です。私たちが「新しい神学」を作るのに貢献できるかもしれないのは、私たちが今日、人々に出会うこと、つまり、真実と神を見ることで、それをとてもシンプルに学んでいるからです。

象徴と宗教的儀式を通して

キリストは、私たちが学ぶあらゆる技術の中に、そしてあらゆる象徴や宗教的儀式の中に存在するでしょう。そこには、一杯の冷たい水による聖餐も、弟子の足の清拭も含まれます。これらのすべてが、患者に対する神の愛について当人に静かに語りかけることでしょう。セント・クリストファーの建築設計や内部装飾も、建築家によって長く考えられ、素晴らしい洞察と想像力でもって設計された以上、同じように静かに語りかけるでしょう。とりわけ、それはチャペルの設計と、私たちと信仰を同じくする芸術家によって特別に創造された絵画や十字架のキリスト像、彫刻などにおいて、明らかだと思います。私たちのメッセージが異なる形で示されていることが、とても大切です。患者が、話をするのがつらくなったときでも、目に映る物によっていかに受容されているか、私は繰り返し見てきました。往々にして、ほとんど言葉にならないことが大切であるのは、言葉にすることで本当のメッセージがあまりに容易に遮断されてしまうからです。

人々とのコミュニケーションのほとんどは、言葉によらないものですが、これは重い病いにある者とのコミュニケーションにおいて、特にそうです。入院直後に「また安全を感じられて素晴らしいわ」と言う患者は、ここにある雰囲気と出会っているのです。それは、彼女が受ける看護や薬物および緩和と同様に、彼女が横になって眺める物との出会いです。安全という雰囲気全般において、彼女は自分自身の鍵を見つけ、自分自身の出会いを知ります。患者は、これまでの人生においてずっと言われていたことを初めて聴き取ることができるようになります。彼女はそれまで、現実的関心を向ける時間が全くなかったのです。

私は、セント・ジョセフで何度も何度も、患者が横になって絵や十字架を眺め、いかにそれらが患者に語りかけるかに心を動かされてきました。そのようなものは、真実を現在の世界という文脈において解釈する芸術家によって、今創造された作品であることが、大切です。私にとって特に喜ばしいのは、セント・クリストファーにおける芸術の強調が、ポーランドとの結びつきを再度私たちにもたらすことです。このつながりは、当初から存在していたものの、何度も強化されたのです。

「私の鞄は用意できた……」

私たちの誰もが、ヨハネ23世の言葉を覚えていることでしょう。「私の鞄は用意できたから、いつでも穏やかな気持ちで旅立つことができる」。私たちのところにやって来る患者すべてに私たちがこうなればと祈ることです。患者の一部は、既に病んでおり、衰弱し、孤独にあるか絶望しており、私たちは今、祈るばかりです。中には忙しく、苦難に思いを馳せる余裕のない者もいます。たぶん苦難の中でのみ、患者は人生の残り全部の意味を見つけようとします。私たちは、彼らが鞄に正しい物を詰め、大切な物で満たし、彼らの必要とする物を入れることができるようになれば、と祈るべきです。ここにいる間に、彼らは人生のこの最後の時期に、自らの和解、成就、そして意味を見つけるでしょう。

……沈黙すること、聴くこと、そこにいること

「私たちと共に目を覚ましていなさい」という言葉の中に、私たちが計画している仕事に要求されるものを要約しようと試みてきました。セント・クリストファーのための最も大切な基礎は、共に目を覚ましている中で私たちが学べるという希望です。痛みや苦痛から患者をいかに解放するか、いかにして患者を理解し、がっかりさせないかということだけでなく、いかに沈黙し、いかに話を聴き、そしていかに唯、そこにいるのかということを学ぶのです。これを学ぶとき、私たちは、本当の仕事は私たちがすること

ではまったくないことも学びます。私たちは自分たち自身よりもずっと大きなものを作り上げているのです。このことを覚えていようと努力するなら、私たちは、仕事が真により大きな神の栄光に向かうことがわかるでしょう。

＊訳注

＊1　本稿は、一九六五年のセント・クリストファー・ホスピス年次大会での講演を記録したものである。セント・クリストファー・ホスピスの建物が完成したのは、一九六七年七月なので、このようなミーティングがずっともたれてきたことがわかる。

開設二年前のスタッフを集めてのマニフェスト的講演だったのであろうか。9つの節からなる。2節、4節、7節はわが国でも「寄り添う」と表現されることの多い、支援者に求められる態度である。他の節も順に要約すると、以下の通りである。〈1節〉痛みに対する身体的アプローチの重要性、〈3節〉患者に起きていることや患者がしていることの中に目的を見つけること、〈5節〉全キリスト教派であり無宗派であること、〈6節〉死後の復活の再解釈の必要性、〈8節〉祈り、〈9節〉仕事をするのは治療・ケア・コミュニティであること。トータルペインのあらゆる次元を押さえた全方向的なものである。

＊2　シシリーは、たびたび「私と共に目を覚ましていなさい（Watch with me）」を引用するが、

これは新約聖書「マタイによる福音書」26.36-46 に記された「ゲッセマネで祈る」からの引用である。

それから、イエスは弟子たちと一緒にゲッセマネという所に来て、「わたしが向こうへ行って祈っている間、ここに座っていなさい」と言われた。ペトロおよびゼベダイの子二人を伴われたが、そのとき、悲しみもだえ始められた。そして、彼らに言われた。「わたしは死ぬばかりに悲しい。ここを離れず、わたしと共に目を覚ましていなさい。」少し進んで行って、うつ伏せになり、祈って言われた。「父よ、できることなら、この杯をわたしから過ぎ去らせてください。しかし、わたしの願いどおりではなく、御心のままに。」それから、弟子たちのところへ戻って御覧になると、彼らは眠っていたので、ペトロに言われた。「あなたがたはこのように、わずか一時もわたしと共に目を覚ましていられなかったのか。誘惑に陥らぬよう、目を覚まして祈っていなさい。心は燃えても、肉体は弱い。」更に、二度目に向こうへ行って祈られた。「父よ、わたしが飲まないかぎりこの杯が過ぎ去らないのでしたら、あなたの御心が行われますように。」再び戻って御覧になると、弟子たちは眠っていた。ひどく眠かったのである。そこで、彼らを離れ、また向こうへ行って、三度目も同じ言葉で祈られた。それから、弟子たちのところに戻って来て言われた。「あなたがたはまだ眠っている。休んでいる。時が近づいた。人の子は罪人たちの手に引き渡される。立て、行こう。見よ、わたしを裏切る者が来た。」

（新共同訳（新）53-54 頁）

バッハの『マタイ受難曲』は、まさにこの部分を収録した「マタイによる福音書」26章から28章のイエスの受難を題材にしている。第一部後半にある「ゲッセマネの苦しみ」がそれである。現在、次のホームページでシシリーの"Watch with me"は、オープンアクセスとなっている。
http://endoflifestudies.academicblogs.co.uk/open-access-to-watch-with-me-by-cicely-saunders/

＊3 本来扁平上皮であるはずの食道粘膜の一部が円柱上皮で覆われている人は、そこに潰瘍ができやすい。それを発見したのがバレット博士であり、彼の名を取ってバレット潰瘍と呼ばれている。食道がんが発生しやすい。一九五一年に、シシリーは自分が働いていた外科病棟の医師であるノーマン・バレット氏に、私はこの領域での看護に戻らなければならないと言った。すると彼は「痛みについては学ばなければならないことがものすごくたくさんあるんだ、君は医師にならなければ欲求不満を抱えるだけのことだよ」と返す。そして彼女が医学部に入るよう支援した。この話には、実はもっと興味深い前振りがある。シシリーが、二〇〇二年十二月十二日に行われたWitness Seminar 21 "Innovation in Pain Management"で語っているのである。それによると、彼女はボランティアの登録看護師時代、セント・ルーク病院の看護師たちが「モルヒネ、四時間ごとに屯用」と書かれた医師の指示からきわめてこっそりと「屯用」を抜き、痛みを予防しているのを目にした。そこはどこの病院よりも疼痛管理が行き届いていた。そこで彼女は、その様子を当時上司であったバレットに見せるために彼をホームに連れて行ったり、患者の自宅にまで連れて行ったりしたというのである。シシリーが医師になった影には名もない看護師たちの臨機応変さがあった。

＊4　このポーランド人（Pole）は、初めての恋人、デイヴィッド・タスマのこと。彼はポーランド出身のユダヤ人である。第2章を参照。

＊5　二人目の恋人もポーランド人で、アントーニ・ミチュニヴィッチのこと。そして三番目のポーランド人となるのが、画家で夫のマリアンである。後述される「象徴と宗教的儀式を通して」の末尾、「このつながりは、当初から存在していたものの、何度も強化されたのです」（本書28頁）は、これを指している。

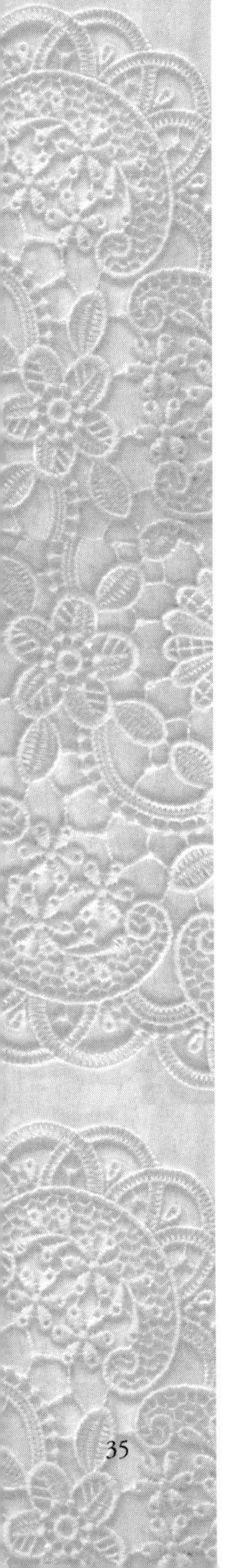

第2章　信仰（一九七四年）

本稿は、*The Guildford Lectures 1974* (Guildford Cathedral, 1974), pp.1-7 に初出。the Dean and Chapter, Guildford Cathedral の親切なる許諾により、ここに再録。

試験を受けるための最初のルールの一つは、「質問を読む」ことです。これは何を意味しているのか？　なぜそれが問われ、試験官は何を見つけようとしているのか？　この秋の最初の講義を準備するのに、気がつくと私は同様のことを考えていました。なぜ私は講義をするよう頼まれたのか？　私に何が期待されているのか？　幸運にもキャノン・テルファー（Canon Telfer）は特別な人で、困難な課題に取り組む私に貴重な助けを提供してくれました。

私は、神学者として信仰について話すことは期待されていません。実際、私がここに立っている主な理由は、私が神学者ではないという事実にあります。私は非専門家の一人として、信徒の一員として招待されました。何よりも、私はセント・クリストファー・ホスピスを代表する者、つまりその希望、始まり、そして長患いをしている病人や死にゆく人々の中での毎日の仕事という背景のある者として招待されています。私たちの仕事は、信仰の本質の何かを示すものと考えられてきましたし、患者が私たちに教えてくれることは、普通の生活に対して言うべき多くのことを教えてくれると考えられてきました。

以前、私もここにいました。たぶんみなさんの何人かはルイを覚えていらっしゃるでしょう。[*1] 骨が折れやすいので人生の大半をずっとベッドで過ごした女性です。彼女は余命の短いことを知っていて、それについて話していたときに私は彼女に訊きました。「ルイ、主にお会いしたら、まず何て言う?」。すると彼女は、躊躇することなく答えました。「私はあなたを知っています」。彼女は主を知っていたのです。ただ、彼女は主については知りませんでした。彼女にとって、信仰は教義や概念を信じるのではなく、愛ある信頼のことだったのです。実際、それはほとんど言葉ではありませんでした。私が今日、話のはじめに持ってきたいのは、このような信仰のことです。ルイは、セント・クリストファーのビジョンが与えられ、そこで人生を継続することになった多くの人々、つまり患者の中の一人です。もしも私が彼女たちに代わって話すことができる、あるいは話すべきだと感じなかったのであれば、敢えてこの講演を引き受けたりはしなかったでしょう。

自身の主を知っているということが取るに足らない心配に圧倒されそうなとき、私たちは患者に戻ることで繰り返しインスピレーションを得ています。二週間ほど前、デイヴィッド・フロスト[*2]（David Frost）が四人の患者にインタビューし、それぞれが異なる方法で信仰について語るのをご覧になったかもしれません。そこでは、有限である人、つまりますます脆弱になっていく者を通して、無限の神が輝くことが許されていたはずです。あの番組の収録後、ヴィンセント氏の手の動きはさらに失われ、メアリーは痛みを感じることなく静かに楽園に入りました。

セント・クリストファーの始まりは、ワルシャワのゲットー出身の孤独なポーランド人、デイヴィッド・タスマが、彼のニーズについて私に話したときです。私はまだソーシャルワーカーでした。彼が「君のホームの窓」のためにと500ポンドを遺して去ったとき、そして「僕が欲しいのは、君の頭の中にあるものと心の中にあるものだけなんだ」と言ったとき、彼は自分の後に人々が続いてほしいという希望と目にすることのない確信について語っていたのだと思います。彼を通して、私が要請されたのです。私は一歩踏み出し、何かをしなければならない。それがたとえどんなに遠い道のりであったとしても。

最初の患者がデイヴィッド・タスマの窓を通ってやって来るまでに、十九年がかかりました。そのとき、最初のスタッフメンバーは自分の頭と心の中にあるものを提供しようとしました。それ以来、セント・クリストファーを訪れる多くの苦難を緩和すべくあらゆるスキルと友情がそこに持ち込まれ始めたのです。私にとって、彼の言葉は、私のテキストにおける信仰についての多くの説明の中の二つをまとめたものでした。第一に、（古代ローマ歩兵隊の）百人隊の隊長が、癒されるという言葉だけでもしもべに頂きたいとイエスに伝え、隊長が帰ってみると、実際に癒されていたというエピソードです。イエスはそれを聞いて、「私はこれほど大きな信仰を見たことはありません」と言ったそうです。[*3] 第二に、ヘブライ人への手紙の作家による信仰の定義です。[*4]「信仰は、希望に形を与え、見えない現実を確かとすることです」（ヘブライ人への手紙 一一・一）。フィリップス訳だと以下のようになります。「信仰とは、私たちが望むものに自分たちの完全な信頼を置くことであり、私たちに見えないものを確信することです[*5]」。

百人隊長の物語は、自分自身を人に委ねること、つまり主が言われることなら何でもする準備があるほどにあなたが権威を神の中に見ることを語っています。次に、確信を持って進み、それにあなたの信頼を置き、それが推進する行動を続けることを伝えています。私は、これら二つの「信仰」は同じだと思います。確かに、それらが示唆する行動は似ています。ここでの信仰は、命令に対する従順なのです。確かに、何も内なる信念のように、私たちに容赦なく命令することはできません。信仰が見られ、成長し、発展するのは、行動においてなのです。

これはわかりやすい話ではありません。かつて、最も迷惑な取材が私たちのところに来ることになったとき、私はとても成熟した支持的な患者に祈りをお願いしました。ホスピスで映画を撮る許可を与える決定は誤りだったのではないかと恐ろしくなりました。彼女は、「指導で後戻りはできません」とはっきり言いました。そして、関係記者たちとの話でできる限りのことをするよう私を送り出しました。「鋤に手をかけてから後ろを顧みる者は、神の国にふさわしくない」[*6]（ルカによる福音書 9.62／新共同訳（新）125）とは、信仰は指導において誤解されないということではありませんが、途中で後戻りするとなったら、どちらの方向を向くかが大切だということをしっかり思い出させてくれます。

ベイズウォーターのセント・ルーク病院で患者から学び、医者になることに数年を費やした後、私はセント・ジョセフ・ホスピスで疼痛管理の研究に取り組み始めました。そこで、ルイ、アリス、テリーといった人々に会ったのです。彼女たちは、デイヴィッド・タスマのように、自分たちの特別なニーズを満たすという約束が具体化され現実になることを確信していました。「今、あなたはそれを手に入れなければならない」という言葉は、紛れもないものでした。その後、潜在的なスタッフが現れはじめ、彼女たち自身の信仰と才能の貢献をもたらし始めました。デイヴィッドの約束から十九年後、ホームであるセント・クリストファー・ホスピスが窓の周りに建てられました——500ポンドは50万ポンドになったのです。

それは、ウェストミンスター寺院で一度聞いた説教のようなものでした。説教者が誰だったか忘れたので、確かなことは言えません。彼は、私の知らなかった方法で、信仰とは山を動かし海に沈めるものだと説明しました。ある人が、崖の上で山を見ていて、山は海に移動させるべきだと確信しました。それで彼は、手押し車とスコップを手に取り、崖の上から海に向かって土を投棄し始めました。しばらく彼は一人でそれを続けました。すると、他に一人か二人、彼をあざ笑う代わりに、それこそすべきことだと考え、彼に協力しました。その後、他にもそれを一つの可能性と考え協力する人が出てきたのです。やがて山は消えて無くなりました。

そのような行動は、神の命令に対する単純な従順です。しかし、私たちがとんでもない自己欺瞞にある以上、注意しなければなりません。信仰は愚かさかもしれず、イエスは事前に損失を考慮することについては一家言持っています。信仰はまた、自身の野心を隠すマントにもなります。私たちは自分自身をほとんど知らず、神についてはさらに知らないのです。時に、主を見つける方法は、自身の内面の深さを測る準備の程度によります。私たちが自身の存在の源泉を見つけることができるのであれば、私たちは万物の創造主との関係について何かを発見しているかもしれません。しかし、もう一つ、私たちの多くにとってより害の少ない方法は、他者を知ることです。私たちは、言葉や概念よりも、他者の中に「人間の姿をした神」を見つける可能性が高いのです。私は、患者を介しての主の呼びかけに対する（彼らの必要性と達成度に関する）対応が、私たちにとって安全な場所であると信じています。私たちは、自分自身を「神がお使いになる単なる棒」と考えることはほとんどなく、他者を打ち負かすための棒だと考えがちです。つまり、私たちは、父からの呼びかけに答えるのではなく、自分たちの満足のために行動するのです。常に愛を求めることは、「啓蒙」よりも信じるに足る信仰への導きです。

信仰は、おとぎ話を信じることにたとえられてきました。そのようなたとえをする人は、自分がどれだけ本音を言っているのか知らないものです。私たちは、旅の元型的な物語を愛しています。そこでは、数え切れないほどの危険を乗り越え、予期せぬ助け人を見つけ、そして突然、トールキン教授がユーカタストロフ[*7]と呼ぶものの中に突入するのです。それは、いかにも打倒不可能な悪を撃退し、これまでにない幸福な暮らしの豊かさの中に終わるハッピーエンドです。アブラハムとモーゼはそれぞれ、彼らがどこに向かっているのかも知らずに旅に出かけ、私たち全員の先祖となりました。トールキンの『指輪物語』三部作[*8]の魅力は確かに、彼の友情の複雑で悩ましい旅にあります。彼は自分の話を寓意だとは言いませんが、そのような物語の中で私たちは寓意を見つけるかもしれません。読者が思い出すのは、旅行者を妨げる野心と自己探求の混乱でしょうか。そして、フロドの全く理解できない召集に対する単純な従順とフロドに対するサムの心からの愛が、二人を探求に導くことも、記憶に残っているでしょう。彼らの旅の最後の荒廃した段階は、ハッピーエンドの兆しが見えない人にとって、胸が張り裂けそうになるものの元気づけられもするのです。信仰の単純さが素晴らしく描写されてもいます。すべきことは何もなく、唯、単純に食い下がるだけであると……「全力は尽くした、立つために」。この場所にたどり着いた人たちは、フロドのように、神の解放とは思いがけないもので、結局、誰もがなんらかの役割を果たしたのだと知ることになるわけです。

信仰とは、断固として何かをするとか、し続けるだけのことではありません。それはまた、手放すことでもあります。フロドとサムは戻ってきますが、フロドは自分たちのために勝ち取った平和を他人に手渡さなければなりません。信仰は、手を離すこと、手放すことの場に至ることです。時に、これは、疲れの絶望の中に見られます。先週、ある友人が私にこう言いました。「私は外科医の言うことは何でも聞きますよ、ずっと気分が悪いから、すべてお任せです」。常に提供者でいるのではなく、受け取る準備ができていることの中に、信仰があることもあるのです。前回もお話ししましたが、P氏はここ数ヶ月間ホスピスにいて、その間に、神への信頼が戻ってきました。私が、ボクシングデーのパーティーでの彼の写真をもらってもらおうとすると、彼はお金を払いたいと言いました。私は彼にプレゼントしたかったのです。私たちは両方とも、与えたかったし、もらいたくなかったのです。私は結局、自分の手を差し伸べて、こう言いました、「これが人生というものであり、受け取ることを学ぶべきだと思いますよ」。すると、彼は両手を私の方に差し出し、手のひらを上に向けて言いました。「これが人生というものですよ、四つの手が一緒になっています」。(ウィリアム・ゴールディング[*9]の説得力のある小説『ピンチャー・マーティン』で、神の愛の黒い稲妻に抵抗して主人公が必死でげんこつを作る苦しみにあってさえ) 拳を作る手は、孤独で容赦のない、八方塞がりのものです。一方、開いた手は、傷つきやすく、受け入れるものであり、そして私たちの想像以上にかつそれを超えて受け容れ、祝福される信仰の象徴です。そこでは、自由と自発性のための準備ができています。イエスは、主の王国に入るためには、子どものようにならなければならないと、私たちに告げます……確かに、子どもの信頼と開放性以上に愛を育てるものはありません。それゆえ、子どもの信頼を奪う犯罪は主からの痛烈な非難に値するのです。だから、私たちは、心理学者が提唱している人生の基本的信頼の成長というものにおいて、その初期がいかに重要かを支持するのです。

子どもであっても、信頼が裏切られたり、他人に開かれる人生早期の機会が剥奪されたり、あるいは愛と自発性の可能性がねじれて苦しくなったりすると、どうでしょう？　信仰に関わるすべての問いは、一体どうなるのでしょう？「なぜこんなことが私の大切な人に起こるのですか？」それは、「なぜこれが私に起こるのですか？」よりももっと難しくありふれた問いです。戦争や貪欲さ、そして物質至上主義からくる一見ランダムな悲惨はどうなのでしょう？　世界中のすべての荒涼とした風景と悲しみはどうでしょう？

苦悩を和らげることに忙しい人が幸運なのは、「どうやって？」という質問によって「なぜ」という質問を忘れることができるからです。方法を問う質問は、質問者にとっては難題かもしれませんが、答えがあるのです。それは善きサマリア人が尋ねた質問であり、その答えは、冷水のカップとタオルを受け取る秘跡へと私たちを導いてくれます。それは、この瞬間により多くの典礼の秘跡が役立つと思わない多くの人々の信仰を強化する秘跡です。

信仰は、人々が、病いによって受け身の生活であるとか衰弱を余儀なくされたり、あらゆる種類の依存を経験したりして、「どうやって？」という問いを発するときにも成長します。一人の男性のことを思い出します。彼は、「私にはわからない、君には何もしてやれない、傷つけることができるだけだ」と言い、後日、死んでいくときに、こう言いました。「どうか信じてください。私に与えてくれたのはあなたのほうでした」。彼はシンプルにこう言えました。「僕は君を信じているよ」。愛は、二種類の信仰、つまり信頼の信仰と信念の信仰を結び付けるのです。愛は、すべての「なぜ」に答えるための鍵です。なぜなら、愛において私たちは、完全な答えを待つことを学ぶからです。その同じ男性が、死ぬことを知って、ある日、「私は死にたくない……」と言いました。ゲツセマネの考えを共有することは、その時点では助けには程遠いように思えましたが、数週間後に彼は別の文脈で「正しいことだけが欲しい」と言いました。そのとき、彼はずっと旅をしてきただけでなく、ゲツセマネをその場に持ち込んだのです。キリストは再びそこに勝利を収めたわけです。私たちは皆、証人の群れに会う準備ができているときに限り、彼らに会うことができるのであり、神が彼らを通して私たちに与えてくださったものを受け取るべく、手を差し伸べるわけです。

信仰は奇妙な言葉です。それは、別のものとつながる必要があります。信仰と従順、信仰と愛は、簡単には解かれません。ルイが「私はあなたを知っています」と言ったとき、彼女はそれを愛の謙虚な信頼で口にしました。あなたは、本当にあなたを愛している誰かと共にいるのであれば、恥じることができますし、間違うことも、それを認めることもできます。そのときは、もう自己防衛の必要はなく、あなたは拳を開くことができるのです。することからあることへと移動し、自分自身であることができるのです。

信頼に満ちた愛の中で傷つきやすくなることは、信仰への従順さと、あなたが与えることはできなくとも受けることができる場所の基盤となります。詩篇の作者が下記のように言ったのは、そのような信仰の描写であるように思えます。「主はわたしに報いてくださった。わたしはどのように答えようか。救いの杯を上げて主の御名を呼び　満願の献げ物を主にささげよう」[*10]（詩編 116:12-14／新共同訳（旧）956頁）。

受け入れられた弱さの中には偉大な強さがあり、おそらくそれは神学が教えるべきことの多くを言葉よりもわかりやすい方法で要約しています。ヴィンセント氏は、テレビで彼の二つの貴重な油絵をデイヴィッド・フロストに見せ、カメラはチルハムの村の通りを下って行く馬車を捉えました。それからヴィンセント氏は自らの手を差し伸べて、麻痺が進行する奇形を示して、言いました。「進んでいくのです……」彼はこうも言いました。「神が送ってこられる苦しみです。受け入れるしかないのです」。彼がこう言う権利があるのは、彼が長い旅をしていて、神はずっと共におられたからです。それは、罰ではなく遠くから課される無情な裁判でもありません。神はヴィンセント氏の中にあって、彼の病気にずっと耐えてみえるのです。彼の病気において、私たちは原因を知らず、治療法もまだないのです。病気には、私たちの生活習慣から生じるものもあれば、私たちの体の細胞内の驚くほど微細な異常によるものもあります。もしこれらの事実を覚えていて、その偶然や事故が私たちの知っている世界の一部であり、明らかに計画もないのに起こることを受け入れることができるのなら、私たちの「なぜ」という質問に答えるのに役立つかもしれません。しかし、私たちはまだそこまで来ていないのです。「神がなぜこれを許されるのか、私たちにはわかりませんが、主がそれを分かち合われていることはわかります。そして、主がそうされるとき、主はそれを贖い、変容させるのです」。ここで私たちは、ヴィンセント氏の意見に賛同し始めています。彼は、自らの経験から、神が麻痺の苦しみを自分に送ってきたと速記するのです。彼が苦渋なくそう言うのは、その中に神の忠実さについての新たな深さを見出し、全体が主の手からやって来るものだと考えているからです。

しかし、ヴィンセント氏は私たちよりはるかに先に進んでいます。彼は実践的なクリスチャンでもあり、彼の信仰には、信念の明白さがあります。これによって、一連の新しい質問が提起されます。愛し損ねるたびに新たなスタートを切れるように、開いた手で暮らし、信頼するための絶え間ない学びを心がけるだけで十分ではありませんか？私たちが人生において何をするかとか何を手にするかというようなことにこだわることなく、自分たちがどんな人間になりたいのかを本当に気にかけるだけでは、今日の信仰として不足でしょうか？　また、たとえ私たちが神を信じるとしても、すべての宗教が神について話すことを受け入れなくともよいのではないでしょうか？　なぜ私たちクリスチャンは、「信仰」を指摘し、神を知ることは歴史の中で特定のことを成し遂げた独特の個人的な神を知ることだと言うのでしょうか？

心の中で愛と神への憧れを認めている人々の多くは、そのような法外な特殊性の主張と要求に立ち向かうのをやめます。空間と時間の広さにおいて、進化における継承の複雑さにおいて、そしてとりわけ自分自身や自分たちの動機に対する自分たちのあらゆる誤解において、私たちはそのような「一度限りの」信頼に応えることなどできるのでしょうか？

しかし、おそらくここに、私たちが知っている世界、私たちが出発するところである家との類似があります。みなさんの中には、ガイ病院のフィルポット・ファイルを見て、何年かの訓練が一瞬に集約する様子を見た方がおられるかもしれません。外科医が開心術で弁に縫い目を入れ、その後シスターが心膜からドレナージをするときです。私たちは、出会いや別れの瞬間に、一生をかけた愛全体が、どのようにもたらされるかを見てきました。愛やビジョンの中で、私たちの多くは、ある種の永遠の今という全体性を熱く経験してきました。自然界は、そのような瞬間でいっぱいです。たとえば、ある友人が最近、私にこう説明してくれました。雪に覆われた山々のパノラマが突然、暗色のスキーグローブの上の雪の結晶と等しく輝いて見えたと。私たちは、すべてがどのようにして一点に集約するかを知っています。私たちは、広大さと集中のパラドックスの中で生きていて、どちらも真実を含んでいます。真っ只中の向こう側、プライムムーバー、究極の意味、神ご自身は、そのようなポイント、至上の愛に至ることができないのでしょうか？　広大さが、大きければ大きいほど、集中の度合いは上がるのです。

私たちは、上からの援助を送る冷淡で動じない人たちには本当の信頼を置けません。私たちは、同じ地平に降りてきた人にしか我が身を賭けることはできません。そして、内に全体性を抱える主こそが、世界の苦しみの長い叫びを吸収し、それを贖うのです。苦しみ以外に何も示さない十字架と静かな勝利を表すだけの人々は、どちらも真実でしょう。しかし、暗闇は最終的には克服されません。時々私たちは、その可能性を垣間見ることがあります。私は、死にゆく愛された人のところへ友人が見舞いに来て、「病気になって、ひどい顔をしていますね」と言った場面を二、三覚えています。私には全くそうは思えませんでした。その人は、愛し信頼していた神にとってほとんど透明になったのがわかるだけです。それは愛の賜物でした。

そして最終的には、それが信仰なのです。愛から愛へ、愛への贈り物であると私は思います。それは簡単ではありませんが、私たちが考えるよりもずっと単純です。実際、信仰について言えることはすべて、あまりにかすかで遠く離れているので、私がデイヴィッドとアントーニからの愛の賜物やヴィンセント氏、そしてカートでセント・クリストファーにたどり着いた多数の患者さんたちのことを話していなければ、あなたに何ももたらすことはできないでしょう。ここは、主張の場ではありません。「この愛の描写と天職の声」を示す試みにすぎません。それは、一連の個人的な出会いから、ゆっくりと明らかになっていくものです。

受胎告知で、マリアは「あなたが言うように、それを起こさせなさい」と言い、キリストはやって来ました。「私はあなたを知っています。私はあなたを信頼しています」は、信仰の言葉であり、信仰の象徴は受け取る開かれた手の身振りであると思います。私はそこで止めることはできません。それは始まりではありません。私たちが愛し合うのは、主の手が私たちに開かれ、主が私たちを最初に愛したからです。そして、その手にはずっと爪痕が残っているのです。

＊訳注

＊1　彼女（ルイ：Louie）とのインタビューがSaunders, C.（1966）The Last Frontier. *Frontier*, Autumn, 183-186.（『シシリー・ソンダース 初期論文集：1958-1966』第8章「最後のフロンティア」）に収録されている。本論執筆時、シシリー、四十八歳。セント・クリストファー開設を翌年に控えた一九六六年の宗教雑誌に掲載されたものである。「この種の『トータル』ペインには、身体的、精神的、社会的、そしてスピリチュアルな要素

がある。患者はその言葉において、そして私たち医療従事者はそのアプローチと治療において、どちらも、これらを別々に取り扱うことはできないのである」と冒頭で高らかに宣言されるのが、実に印象的である。また、インタビューの形式、内容ともまさに、ナラティヴ・セラピーで言うところの「共同研究（Co-research）」である。こういった斬新さが、シシリーの論考を古びたものに感じさせない要点なのだと思う。

＊2　ディヴィット・フロスト（David Frost）：イギリスのテレビ番組司会者。一九七七年にリチャード・ニクソン元米大統領をインタビューし、ウォーターゲート事件について謝罪の言葉を引き出して有名になった。イングランドのケント州に生まれた。父はメソジスト教会の牧師であった。グラマースクールで勉強し、ケンブリッジ大学に進学した。シシリーの『書簡集』（pp.161-162）によると、一九七四年十一月一日と一九七五年一月十三日にはフロスト宛ての手紙があり、彼がインタビューした四人の患者のフォローアップが細かく記されているので、かなり親密なインタビューが行われたのだと思われる。

＊3　最初、百人隊長の話はルカ第7章1-10を読んだため、わかりにくくて困ったが、並行記述のマタイ8章5-13を読んで納得した。会話部分は全く同じなのだが、地の文は随分異なっている。

彼がカファルナウムに入ると、一人の百卒長が進み出て、彼に声をかけ、言った、「主よ、私の子が家で麻痺症状を起こして倒れました。おそろしく苦しんでいます」。

そして彼に言う、「私が行って、その子を直せとでも？」そして答えて百卒長は言った、「主よ、私の家の屋根の下にお入りいただく資格は私にはありません。ですが、ただ言葉でおっしゃって下さい。そうすれば私の子は癒されましょう。私もまた権力のもとにある人間です。部下には兵隊がおります。この者には、行け、と言えば、行きます。またほかの者に、来い、と言えば、来ます。また私の奴隷に、これをせよ、と言えば、します」。これを聞いてイエスは驚き、従っている者たちに、言った、「アメーン、あなた達に言う、イスラエルにおいてこれほどの信仰を誰にも見たことがない。あなた達に言う、多くの者が東から、また西から来たって、アブラハム、イサク、ヤコブとともに天の国で食卓につくであろう。だが御国の子らは外の闇の中に放り出される。そこでは嘆きと歯がみがあるであろう」。そしてイエスは百卒長に言った、「お行きになるがよい。あなたの信じたようにあなたに生じるでしょう」。そしてその子はその時に癒された。

（田川建三 訳）

＊4 以下、必要と思われるものについては原文を付した。
〈原文〉'Faith gives substance to our hopes and makes us certain of realities we cannot see.'（New English Bible）
新共同訳では、「信仰とは、望んでいる事柄を確信し、見えない事実を確認することです」（ヘブライ人への手紙 11.1／新共同訳（新）414）

＊5 〈原文〉'Faith means putting our full confidence in the things we hope for, it means being certain of things we cannot see.'

＊6　〈原文〉"No man, having put his hand to the plough and looking back, is fit for the Kingdom of God ..."

＊7　ユーカタストロフ（Eucatastrophe）：物語終盤における大どんでん返しを意味しており、主人公が恐ろしく、差し迫った、それでいてもっともらしく、いかにも起こりそうな運命をたどることなく大団円となるもの。トールキンが、「良い」を意味する"eu"を「不幸な結末」を意味する"catastrophe"につなげた造語。

＊8　『指輪物語』三部作（Ring Trilogy）とは『旅の仲間』『二つの塔』『王の帰還』の三巻からなる。

＊9　ウィリアム・ゴールディング（William Golding）：イギリスのノーベル賞作家。『ピンチャー・マーティン』（1956）は、『蠅の王』（1954）、『後継者たち』（1955）に続く三作目の長編小説。悪が胚胎している人間に知性による救済があり得るのかということがテーマとなっている。
　ソンダースの聖書や文学作品の引用は作品全体を読むことでしか、その論考の理解が深まらない。ここでもわざわざ『ピンチャー・マーティン』が紹介されているのは、人間のいかなる努力も他者の存在を容認できなければ救済の手は差し伸べられないことを示唆していると思われる。究極の他者とは神であろう。漂着した岩の小島で尽き果てようとするとき、主人公クリストファー・マーティンは神の姿を見る。そして以下の対話が始められる。

「もう参ったろう、クリストファー？」

「いまの言葉をおれがつくりだしたはずはない」……「何に参ったんだって？」

「生きのびること。しがみついていることに」

「ちっとも。考えてみたこともない」

「では、いま考えてみるがいい」

「考えてなんになる？　気が違ってんだ、おれは」

「あの裂け目でさえ、崩れて消え失せてしまうだろう」

「六日目に、彼が神をつくったのだ。したがって、おれはお前に、このおれ自身の語彙しか使うことを許さない。彼は神を、彼自身の形にならって造りたもうたのだ」

「さあ考えてみるがいい」

「いやだね、できない」

「お前は何を信じているのか？」

「自分の命の糸を」

「どんなに犠牲を払っても」……

「考えることなんかあるものか！　このおれが、お前を造ったんだ。おれは、おれの天国だって造ることができる」……

「この方が、何よりもいい？」

「黒い稲妻よりも、だ！　お前は帰れ！」

（井出弘之（訳）1984『ピンチャー・マーティン』集英社 241-245頁：対話のみ引用表記）

忍耐強くはあっても、貪欲で傲慢な「つまみ屋」マーティンの最期。神との対話でも、同じくソンダースが引用する『ヨブ記』とは大違いのこの対話。読者は何を読み取るのだろう?

＊10 〈原文〉 'What reward shall I give unto the lord: for all the benefits that he hath done unto me? I will receive the cup of salvation: and call upon the name of the Lord'

第3章

死と向き合うこと（一九八四年）

本稿は、*The Way*, October 1984, pp. 296-304 に初出。出版社の親切なる許諾により、ここに再録。

ねえ、先生、自分が本当に死ぬとは思っていなかったの。みんなそうだと思うわ。でも死ぬ準備をするときは来るものね。

ホスピスの患者　リリー

私たちは、知的には死と向き合っている。保険やその他の実務を計画したり、イエスの死と復活について瞑想したりもするし、キリスト教の教義もよく知っている。私たちは（特にアメリカに住んでいる場合）、「死と死にゆくこと」の授業を受けるかもしれない。しかしそれだけでは、本当に現実に向き合ったとは言えない。私たちが人生で出会うお決まりの小さな「死」でさえも、それと向き合った結果は質的に違いがある。一生涯、障害を抱えていたリリーと同様、私たちは、本当に死ぬことなど想像していないのである。

本当に死と向き合うということは、生涯一度というわけではない。各自、個人的な旅、つまり出生届と死亡診断書の間の旅を続ける。旅は各人各様ではあるものの、全体的に似た地図の上をたどる。この旅は、ホスピスチームで働く人々にとっては何度も、そして思いやりのある医療者にとっては、時に垣間見られるものである。それは、（患者、家族、友人、そして彼らを助けるすべてのスタッフといった）すべての関係者にとっての仕事、大抵は重労働ということになる。問題は山積みかもしれないが、他界前には、何らかの達成が得られるものである。

現代の自主的安楽死運動は、現在世界中でさまざまな形で進んでおり、それを選択するすべての人の残り時間の合法的短縮を目指している。良いケアが得られず、他に優先事項があって良いケアなど遠い夢のまた夢であるようなとき、早く死にたいという欲求は理解できるとしても、それを解決策とすることには、根本的な反対意見がある。素早く死ねる方法という法的選択肢の存在は、死にゆく人の旅には、もはやほとんど価値がないことを意味する。しかし、このような状況にある人々のそばで働いている人々は、時間が短縮された場合、死にゆく人とその家族が失うものがどれだけ大きいかを熟知している。精神科医たちは、自殺が死別の中で最も壊滅的なものであり、遺族にとって拒絶と罪悪感という容認できない感情を残すと報告している。つまり、多くの脆弱な人々が心の安らぎを得て恐怖から自由になる機会が（「私は重荷にすぎないから、人々の世話にはなれない」という）人生を終わらせる法的権利によって台無しになると信じる人は、そのようなニーズを持つ人々を助ける責任があると信じてもいる。彼らは積極的なケアによって、隣人や社会的な関心によって、あるいは死が来るまで生きることによってどれだけのものが得られるかを見つけるよう他者を励ますことによって、それを試みることができるのだ。「命の神聖さ」は、それぞれの個性にある。

多くの死は突然であり、そのとき起きていることと向き合い、それを受け入れる猶予を与えない。そのような別世界への準備なき参入やそこに直面する判断は、過去においては、大いに恐れられていた。しかし、今日の多くの人々は、その心配を忘れ、一日一日を準備した上で生きるという考えを顧みようともしない。たとえホスピスで働く人々がしばしば、死は愛する人の終わりではないという暫定的な希望を家族や友人の間に見つけるとしても、この世界を超えた何かに対する信念の欠如は、今や一般的である。彼らは、「より良い世界」への漠然とした期待を表明するか、M・ワンダーのように感じることだろう。彼女はこう記した。「省察してみても、神を信じることが得策かどうかはわからない。ただ、母が亡くなったとき、何人かの人々がまだ神を信じているのを見て嬉しかった」(Wandor,1983)。何らかの準備を必要とする別の人生があると信じられなくても、この人生においてやるべきことが残っているものである。人生にどんな意味があったのかを最終的にまとめたり、死別を通して家族の旅に大きな違いをもたらすことができる和解と集まりのために、時間がしばしば必要とされる。

暴力的な死は、悲しいながら、よくあるものだ。ショックと喪失を受け入れる時間のなさが、死別反応を困難なものとするが、特に子どもが事故や殺人により亡くなったときにそれは当てはまる。*Compassionate Friends Newsletter* で経験を共有する両親の切ない話によれば、彼らが本当に必要としているものは、周囲の人々によって避けられ孤立した世界におけるお互いの理解と助けである。「地の暗い隅々には不法の住みか」[*1]（詩編74:20／新共同訳（旧）910頁）に溢れたこの世界の拷問、失踪、飢餓、そして多くの剥奪とは、何か？　苦悩と死は、多くの悲しみと多くの問いでもって、私たちに迫る。

がんによる死は依然として、独特の恐怖感を引き起こすようだ。その過程とホスピスでの死の扱い方について考察することは、死と向き合うことをより一般的に考える有用な出発点かもしれない。体の痛みやその他の症状、適切な治療目的の決定、患者に本当の病状を伝えるかどうかというしばしば厄介となる質問、家族の感情的な反応、さらには特定の診断に対する専門家の感情的反応などが、よくある問題に焦点を当てることになる。がんの特別な脅威と並んで、私たちは、他の進行性疾患、運動ニューロン疾患やある種の脳卒中の患者のように頭脳明晰であっても運動麻痺やコミュニケーション機能の喪失を合併しているとき、器質性認知症での徐々に失われていく機能、そしてリウマチ性および類似の痛ましい障害における運動と自立の喪失などの影響について考えなければならない。これらすべての状況において、関係者は一連の終末、肉体的自立、人間関係、希望と将来計画、そしてその人の人生の意味そのものに直面しているのである。どのように、それらを我慢し、残された時間をよりよく使うことを手伝ってもらえるのか？

がんの進行は、上記の他のいくつかの疾患ほど容赦がないわけではない。その進行を停止させるか、その症状を緩和し得る治療法の開発は、患者を「見込みのない希望を持ち続けること[*2]」へと導くだろう。これは実に非現実的であり、希望を失う痛みを先送りするだけであり、それはいつ生きるための戦いを止めて、死が近いことを受け入れるべきかというジレンマをもたらす。ティヤール・ド・シャルダン[*3]（Teilhard de Chardin）は、このジレンマをクリスチャンの視点から提示している。

〈神の意志への従順〉は、あらゆる闇や、衰退の力に抵抗する人間の強靭な鉄の意志を柔弱なふやけたものに化する危険あるものとして批判されており、それは極めて正当な批判だが、われわれの立場はこのような従順とは全然異なるものであること、キ

郵便はがき

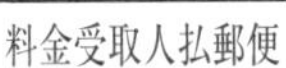

料金受取人払郵便

京都北郵便局承認

4146

差出有効期間
2022年12月31日まで

切手は不要です。このままポストへお入れ下さい。

603-8789

028

京都市北区紫野十二坊町十二―八

北大路書房

編集部 行

（今後出版してほしい本などのご意見がありましたら，ご記入下さい。）

《愛読者カード》

書　名	
	購入日　　年　　月　　日
おところ	(〒　　－　　)
	(tel　　－　　－　　)
お名前（フリガナ）	
	男・女　　歳

あなたのご職業は？　〇印をおつけ下さい

(ア)会社員　(イ)公務員　(ウ)教員　(エ)自営業　(オ)学生　(カ)研究者　(キ)その他

お買い上げ書店名　都道府県名(　　　　)

書店

本書をお知りになったのは？　〇印をおつけ下さい

(ア)新聞･雑誌名(　　　　)　(イ)書店　(ウ)人から聞いて
(エ)献本されて　(オ)図書目録　(カ)DM　(キ)当社HP　(ク)インターネット
(ケ)これから出る本　(コ)書店から紹介　(サ)他の本を読んで　(シ)その他

本書をご購入いただいた理由は？　〇印をおつけ下さい

(ア)教材　(イ)研究用　(ウ)テーマに関心　(エ)著者に関心
(オ)タイトルが良かった　(カ)装丁が良かった　(キ)書評を見て
(ク)広告を見て　(ケ)その他

本書についてのご意見（表面もご利用下さい）

このカードは今後の出版の参考にさせていただきます。ご記入いただいたご意見は無記名で新聞・ホームページ上で掲載させていただく場合がございます。

お送りいただいた方には当社の出版案内をお送りいたします。

※ご記入いただいた個人情報は、当社が取り扱う商品のご案内、サービス等のご案内および社内資料の作成のみにご利用させていただきます。

> リスト教的な意味で違っていることがこれでわかったと思う。……わたしが神の意志(受け入れられた形での)と一致するのは、つねにわたしが**自分の力の限りを尽くしたとき**のみであろう。……わたしが前進したり、抵抗したりするためにできることもしていない場合、わたしは求められた点にいないのである。――わたしはわたしにできるかぎり、また神が望むようには、神に従っていないのである。逆にわたしが勇敢に、執拗に努力する場合、わたしは悪を通じて悪よりも深い神に結ばれる。わたしは神に身を寄せる。
>
> (Teilhard de Chardin, 1960／邦訳 89-90 頁)

多くの人は、治療の副作用のほうが病気自体よりも体を悪くするのではないかと怖れているが、治療を拒否すれば罪悪感を覚えることになる。よって、そのような決定は決して容易ではなく、患者はそのような決定に直面する際に必ずしも必要な支援を得られるとは限らない。しかし、病気の進行を止めるためにこれ以上のことはしないと決定しても、身体症状緩和のためにできることはたくさんある。疼痛管理およびその他の症状軽減の目的は、たとえ活動が制限されてきていても、患者の体をまずまず維持し、その必要性が満たされることである。私たちの体は、弱って依存せざるを得なくなっても、本質的な統合性は維持されており、その問題の分析治療が注意深く行われたのであれば、見捨てられてなどいないと感じることができる。身体イメージの変化に直面しても、受け入れられれば、甚大な身体的損失においても、個人的価値観は維持される（Vanderpool, 1978）。

主にホスピス運動のメンバーによって、過去二十年の間に、終末期の痛みおよび他の症状コントロールは成功したが、それは、患者の自宅を含むさまざまな状況で再現可能であることが証明されている。「患者が苦しみながら死んではならないのは、痛みの大多数が完全に軽減され、そうでなくとも十分にコントロールされ得るからである」（Walsh, 1983）。鎮痛薬は処方量が増えるにつれ耐性ができ、痛みが軽減されたところで眠気がきつく混乱をきたしさえするという一般的な先入観があったが、それは払拭された。そして、そのような薬物の有効使用に関する教育も、一般的に広く普及している。

死にゆく患者の最大の悲しみは、人間関係の終わりと責任の喪失にある。私たちは他者との交流の中で生きており、弱さが増すことで役割変化がもたらされる。たとえば、賃金労働ができなくなったり、主婦が家族の世話をすべて他人任せにしなければならなくなったりする。その際、自分が役に立たない人間だと感じたり、屈辱感を味わったりせずに済ますことは、容易ではない。家族はしばしば、愛と世話ならいつでも返せるものと軽く考えがちだが、他人からの配慮をずっと受け続けるということは簡単なことではないので、慎重に取り扱われなければならない。この時間は、それまで続いていた家族間の敵意を帳消しにしたり、和解を見つけたりするために使うことができるし、危機によくあるように、驚くべきスピードで事が進む（私たちは三週間で一生を生きた）。しかし、これが実現するには、少なくとも状況の真実が共有されなければならない。家族はしばしば、死にゆく人から死の現実を遠ざけなければならないと感じるものだが、これは大抵いつも間違っている。患者はそれを他のなんらかの方法で知るものであり、そのままではさらに孤立した気持ちを抱え、自分自身に対してと同様に他の人たちへの懸念も共有できないままに終わる。ずっと本心を隠すことは、双方にとって妨げであり消耗させることとなる。

しかし、別れに直面することがいかに難しくとも、その不安や悲嘆を乗り越えるためには、できるだけ多くの真実にとどまることが役に立つ。ただし、人生をほとんど一緒に過ごさなかった家族もいれば、人によっては、不快な現実を避けて生きているので、誰もがそれに成功するわけではない。誰であれ、あからさまな開示によって先を急がされるべきではなく、部分的な真実が徐々に吸収されるのを待つ必要がある。しかし、そこで共有された意識が驚くべき家族の成長を促進することが何度も何度も見られている。

患者（そして家族）は、見込みのない希望を持ち続けるかもしれない。つまり、旅行や祝い事に集中することによって、真実からの「休み」を取る。しかし、深いレベルで患者や家族は真実にも同時に出会うのである。患者の死後、新たなストレングスを備えてセント・クリストファー・ホスピスを去ることができるのは、家族が一緒に別れと向き合うことができた人々である。死別反応というものは相変わらず困難ではあっても、そのときの思い出がそれを創造的プロセスにするのを助ける。ホスピスチームは、この悲しみの長い旅のために特別な助けを必要とする人々と、単独ないしグループで活動する準備がある。

死と向かい合うことは、希望や計画の終わりに立ち向かうことである。疼痛は、身体的および社会的なだけではなく、非常に感情的でもある。確かに、精神的な痛みはすべての中で最も扱いにくいかもしれない。病気とその治療に対する不安は、能力低下によって引き起こされるうつ病と共存する。私たちは誰しも、振り返れば恥ずかしい思い出がいくつかあるものだが、重い病気を抱えた人にあっては、これはしばしば混乱し、曖昧で不合理な罪悪感と混同される。中には、了解可能な怒りや壊滅的な絶望のせいで、他人から攻撃されたように感じる者もいる。しかし、臨床的うつ病はがん患者では比較的まれであり、自殺は滅多にない。

悲しみは適切なものであり、直面され共有されるべきである。それは、薬よりも話を聴いてくれる人を求めるものだが、この二つの組み合わせにより、患者は心の重荷を軽くする助けや、手に負えないと思われた問題に取り組む気力を得るかもしれない。そのような治療法を慎重に評価し、見直すことは、心を操作するのではなく、現実に直面する際により大きな自由とストレングスを与えるのである。神の赦しを告白する秘跡は、平和をもたらしたり、言葉にせずともそれを確認する人々の受容をもたらしたりするだろう。

最大の恐怖はコントロールを失うことである。脳腫瘍の症状が進んだり、精神的な力が損なわれたりしても、人は注意を集中させ、見たままに現実に反応するよう援助されるかもしれない。ある女性は父親のゆっくりとした精神的崩壊を愛情ある科学的認識で描いたが、父親の最終的達成について感動的描写を加えた。「ここまでで私たちに言えるのは、心と体は分けられるものではないものの、経験の示唆するところでは、それはまさに道具であり、ましてやそれらが目的とする魂以上のものではない」。その物語の終わりは穏やかなものだ。父親は、非常に明快な瞬間には、自分が愛した妻の幸福を他の人々に約束させたのだった。「彼は結局、騒々しい夢のような静かな認知症へと身を投じた。鮮やかな意識と感情の深さはもはや存在せず、私は彼に代わってもう一度憤慨することもなかった」(Anon)。

大切な人の認知症症状が（しばしば何年にもわたって）悪化していくのに直面することは、死と向き合う最も困難な道のりの一つである。在宅で患者をケアする人（多くの人がそうあるわけだが）、あるいはたいてい多忙で働きすぎの専門家にケアを任せた家族や親戚は、長くゆっくりとした喪失に直面し、必要な支援を受けられないことが多い。不安、抑うつ、怒り、そして絶望が襲いかかり、家族は疲労困憊する。喪失は次第に、知的に、感情的にそして社会的に受け入れられ、そして分離の苦しみも次第に減少するものだが、最終的に死が訪れるとき、ほとんど確かなことにまだやるべき「グリーフワーク」がある。患者がコントロールを失い、もはやかつての自分ではないと感じる一方、遺族は、発見し受け入れるべき新しい世界にいる。彼らは、呆然自失や感情的な苦痛、喪失の空虚さに関するゆっくりとした理解、そして再び生きることの最終的学びを早く終えるよう急かされてはならない。この間ずっと、自分の気持ちを表現するのにかなりの助けを必要とする人もいれば、悲しみに終止符を打ち他にすべきことを始めるのに許しを必要とする人もいる。

喪失と折り合いをつけるには、それまでにないほどの意味の探求が求められる（Frankl, 1962）。次に引用するのは、手術不能の脳腫瘍によって目が見えなくなり発話も困難となったラムジーの口述筆記された日記からの抜粋である。[*4] そこでは、ホスピスの環境を受け入れる中で、新しい展望、さらには新しい信仰がどのように開かれるのか、そして死別同様、死にゆくことがどのように最終的には新たな成長につながるのかが、示されている。

78年8月26日

驚いたことに、私は神を見出そうとしている。そのことがどうやって起こるのか私にはわからないが、イエスが私を見出してくれ、私を私自身にしてくれるという感覚が、そう遠く隔ったものではなくなった。それに、私がイエスを一番必要としているときに、彼が来てくれたということは驚くべきことだ。このような短い間に、しかも自己流の方法でそれを考えつくということは、これは恐らく、イエス・キリストが来てくれているということ、つまり、イエスが私を顧みてくださったということだ。これはとても重要なことだけど、でもそれが現実になろうとしている。

アニーがまた記録してくれている。ジルも書いてくれている。私のことをわかっていてくれる人、愛してくれる人がずっと私のそばにいてくれるということは、私にとって驚きだ。神が私の何を知っておられ、私のことをどれほど大切に思っていてくださるかを、たった今わかろうとしている。自分の未来のことを考え、イエスがとにかく私の人生を意義あるものにしてくれると考えると、ワクワクしてくる。もっと早くこのことができていれば良かったのに。私の気持ちをわき立たせるのは、自分自身の生をこの世にも、来るべき世にも、いまや私にとって可能となったあらゆる方法で押し広げることができるということだ。

生を生きながら死を生きるということは、思うに奇妙なことだ。今でもそれは奇妙なことに思える。でも私は、生きていても死んでいても、それを他のすべての人と私が共にいる場所にしたいし、変わることのない場所にしたい。それがいったいどのようにして起きるのかはわからない。でも、それが起きるのだ。私が永遠に死んだままでいるのかどうかもわからない。でも、それはたいした問題じゃない。なぜなら、私は神に顧みられているんだし、神が私に対して望んでおられることは、私にできる限りのことをすることで、それだけが大切なのだから。まるで、私は神と共に人生の緒についたような気持ちだ。これは実に驚くべきことだ。（Du Boulay, 1984／邦訳 389-390 頁）

ラムジーの言葉は文法的には乱れているものの、彼の意図は明確である。彼は二週間後、とても穏やかに亡くなった。

私たち誰しもが人生の意味を必要としているが、死に直面することは、まず、その意味の喪失に直面することである。ほとんどの人は自分のしていることを鑑みて自分というものを思い描き、そこに世界における自分の場所というものを見出す。ラムジーがテレビのプロデューサーの役割を失ったように、人の役割が失われるとき、自己の統合性のほとんども失われていく。他の多くの人と同様、ラムジーは、それまで想像さえしなかった極端に他人に依存せざるを得ない状況に反応する中、新しい自己を発見する。あたかも体がそれ自身の知恵を持っているかのように。私たちが体の指し示すものに従うならば、体の力が減退するにつれ、魂の力が新しいストレングスと創造性を発見することができる。人生における新しく永続的な真実を探し求める人たちは、ラムジーのように、人生は希望の中に据えられることを発見するものだが、それは自分の内にある不滅の何かではなく、自分たちの生死を握る神への信頼の中にある。全くの弱さによってもはや祈ることができないと感じる人には、祈りによる抱擁や他者の愛があり、「私が他のすべての人と一緒にいられる場所」、そしてとりわけ私たちの能力を知っている神への信頼がある。ここでもそのあとでも神の判断は「物事を正し」、私たちは、自分を愛する人たちの記憶の中に生き続けると信じているので、私たちの魂が神の無敵の愛の中に安全に生き続けることができると信じることができる。私たちは、聖徒たちの全体的コミュニオン、すなわち神の家に信頼を寄せることになる。

ラムジーは、遅ればせながら神を発見する中で、それを表現することができた点で、例外的である。言葉を持たない、あるいは少なくとも伝統的なフレーズを持たない人の多くは、自分の態度、身振り、および周囲の人々への反応によって、自らの真実へそれを信じつつ近寄っていくことが示されている。私たちは、この近寄っていくことによって「真実」がもたらされると信じている。

ポーラは若くて、美しい金髪の女性だ。彼女は、自室のニッチ（像などを置く壁面のくぼみ）から十字架を取り除き、そこに角の生えた小さな赤い悪魔を置いた。彼女は数週間、友情と娯楽を私たち全員に提供したものの、霊的な問いかけに費やす時間は全くなかった。最期となった晩に、彼女は看護師にあなたは何を信じているのかと訊ねた。ポーラは、看護師からキリストについての単純な信仰の表明を聞かされ、こう言った。「私はそんなふうに信じたとは言えないけれど、今はそうでもなくて、それで、私がそうなることを望んでいると言ってもよいのでしょうか？」そして、昼も夜も付けていた付けまつ毛を外して、看護師に処分するよう頼んだ。「これはもう私には要らないから」。

しかし、このような機会を持たない人やそれを利用しない人たちは、どうでしょう？自分の弱さの中に神の不在だけを感じたり、信仰を失ったと感じたりしている人たちは、どうでしょう？　中には、情熱的な主の言葉、ゲツセマネの「できることなら」[*5]や十字架からの「なぜわたしをお見捨てになったのですか」[*6]を信じ、暗闇に耐える人もいる。人生に光を見出さない人々は、死に際して必ずや主に出会う。

十字架からの4番目の言葉で、キリストは人が至る一番の深みに入った。そこで主は、私たちが通過するための基盤として自分自身を置いた――沼にコンクリートを置く男のように……あなたか私がいるかもしれない、悲しみや恥の深みはいかに深かろうと、底なしではない。主がさらなる深みにまで進んだから。私たちがそこを通過できるように。

(Clements, 1969)

確かに私たちに望むことができるのは、死んで御前を通過するとき、そのような愛が、完全に明らかになることである。

家族とスタッフの両方にとって、ゲッセマネのもう一つの言葉が思い浮かぶ。「私と共に目を覚ましていなさい」。イエスによって最初にそれが言葉にされたとき、それは、「奪う」「説明する」、ないしは「理解する」ということでさえなかっただろう。単純であっても実現には労の多い要請は、明らかに「ただそこにいる(be there)」だけのものだった。

セント・クリストファーのための最も大切な基礎は、共に目を覚ましている中で私たちが学べるという希望です。痛みや苦痛から患者をいかに解放するか、いかにして患者を理解し、がっかりさせないかということだけでなく、いかに沈黙し、いかに話を聴き、そしていかに唯、そこにいるのかということを学ぶのです。これを学ぶとき、私たちは、本当の仕事は私たちがすることではまったくないことも学びます。

（Saunders,1965：本書第1章末尾）

これが書かれてから二十年の間に、ホスピス運動、つまり死と長期に渡る病い、そして死別に直面する運動は、長い道のりを歩み、その基本原理が多くの状況で解釈され、総合病院や地域共同体にも浸透し始めた。厳密な臨床科学と細部への個人的な配慮の組み合わせにより、終末期の苦痛の事実と恐怖を取り除くことが求められた。そこでは、家族全体がケアの一単位とみなされ、人々ができる限り多くの状況の真実を共有しようとする。そのとき、各グループが自身の長所を発見するよう援助が試みられる。支援者たちは、死にゆく人や遺族を苦しめている怒りや恐れにも開かれる。彼女たちは、不信から受容に至るゆっくりとした理解の道のりを多くの人々が進むのを見てきており、自分たちに可能なホスピタリティを提供する。そうする中で、彼女たちは、手助けをしようとした人々から新しいストレングスと洞察を得て、しばしば気がついてみると、自身、与える側ではなく受け取る側にいる。死と向き合うことは人生に直面することであり、どちらか片方との関係を築くことでもう片方についても多くを学ぶ。この実践上、グループは、彼女たち自身がこの仕事における喪失と変化について経験したことをどれだけ共有する必要があるかも学んだ。ホスピスチームは、何らかのコミュニティでなければならない。彼女たちは、多くの人々が、（ご自身は死なれた）神はそばにいて彼らに勇気を与える準備があるのだと発見するところを見たのであり、彼女たち自身ももっと明確に主を見たのであった。

主が人に生まれたとき……主が首に巻かれたものは、人の死にゆく体であった。十字架の上では、それがために身動きできず、ひどい痛みを味わい、五寸釘で留められ、神は無言にされ、人の盲目に対し主を盲目にした。希望から最も遠ざかり、死に至る道のりは暗くとも、神は、絶望的で無力な中で、そして穏やかな憐れみ、神聖さ、愛の十字架において、信頼する勇気があった。
そして、その勇気、それはあまりにも稀で鋭く、瞬時に監獄へと導いたが、その代わりに、それは鉛を薄くして最高に輝くガラスに変え、神のためのランプを灯すこととなった。だから人は勇気を持ち……神がどれほど明るく輝くかを見るのである。（Prescott, 1952）

苦しみと死の謎に対するキリスト教の答えは、説明ではなく現存である。アルフレッド大王[*7]は、暗黒時代の苦しみを叫ぶように、ボエティウス[*8]を翻訳した。今日の私たち自身の叫びは、彼に反響し、答えも同じである。「なぜあなたは私をこのようにしたのですか?」彼はこの問いに対する答えを、何日もかけて翻訳する。そこには論理的解答はないが、光の過剰がある。

おお、父よ、すべての光の泉へ登る
霊力を与えたまえ、そして地球の霧と塊の重さを破り
それが精製されんことを。
素晴らしく輝くのは、あなたの芸術的な穏やかな天候、
そして忠実な魂のための静かな休息場所。
あなたを見ることとは、終わりでもあり始まりでもある、
あなたは私たちをいじめ、前を行く、
あなたは旅、そして旅の終わりを芸術とする。

(Waddell, 1948)

【文献】

Anon. Death of a mind: A study in disintegration. *Lancet*, l, 1012-1015.

Clements, B.（1969）quoted in the *The unity book of prayers*. London: Geoffrey Chapman. p.103.

Du Boulay, S. (1984) Ramsey's diary. In *Cicely Saunders, the founder of the modern hospice movement* (pp. 204-205) London: Hodder & Stoughton.（若林一美（監訳）2016『シシリー・ソンダース 増補新装版』日本看護協会出版会）

Frankl, V. (1962) *Man's search for meaning*. London: Hodder & Stoughton.（池田香代子（訳）2002『夜と霧 新版』みすず書房）

Prescott, H. F. M. (1952) *The man on a donkey*. New York: Macmillan. p.1537.

Saunders, C. (1965) Watch with me. *Nursing Times*, 61 (48), 1615-1617.（本書第1章、ならびに『ナースのためのシシリー・ソンダース』2017　北大路書房、『人生の終わりに学ぶ観想の智恵』2020　北大路書房にも再録）

Teilhard de Chardin, P. (1960) *Le milieu divin: An essay on the interior life*. London: Collins. pp.72-73.（三雲夏生（訳）1968『宇宙の中の神の場』春秋社）

Vanderpool, H. Y. (1978) The ethics of terminal care. *Journal of the American Medical Association*, 239, 850-852.

Waddell, H. (1948) *Poetry in the dark ages*. London: Constable. p.26.

Walsh, T. D. (1983) Pain relief in cancer. *Medicine in Practice*, 1, 684-689.

Wandor, M. (1983) Only half the story. In J. Garcia & S. Maitland (Eds.), *Walking on the water: Women talk about spirituality* (p.103). London: Virago.

＊訳注

＊1　〈原書〉darkness and cruel habitations：詩篇74篇の背後には、紀元前五八六年にイスラエルの首都エルサレムがバビロン軍によって滅ぼされたという歴史がある。作者はイスラエルの民の罪と不従順を認めながらも、神の約束に訴えて、罪の赦しとイスラエルとエルサレムの回復を主に求めている。

＊2　〈原書〉hope against hope：「ローマの信徒への手紙」（4:18）には「彼は希望するすべもなかったときに、なおも望みを抱いて、信じ、『あなたの子孫はこのようになる』と言われていた通りに、多くの民の父となりました」という使徒パウロがアブラハムを例にあげて伝えた言葉がある。希望については同じく「ローマ信徒への手紙」（5: 3-4, 8: 24-25）にもある。

＊3　ティヤール・ド・シャルダン（Teilhard de Chardin, P. 1881.5.1-1955.4.10）：彼は、フランス人のカトリック司祭（イエズス会士）で、古生物学者・地質学者、カトリック思想家である。翻訳者の三雲夏生によると、『神の場』は、一九二六年から翌年にかけて中国の天津で書かれたが、著者のニューヨークでの客死後、一九五七年にようやく作品集第4巻として日の目を見た。本書は長くタイプ印刷によってひそかに回覧されていたという。三雲は、『神の場』を、ティヤールの根本的なヴィジョンを端的に表現したものとして以下のように要約している。

この世は神の生ける手が支配し、働いている世界であり、神が人間と協力してこの世のすべてのものを神にする運動の場である。神の国とは地上の世界とは矛盾対立する二つの世界ではなく、恩恵と人間の労働によって地上の国は完成され、変容されて神の国となる。そのような世界の神化の運動の先頭に立ってすべてを一つにして完成するのが〈進化の推進者〉、〈普遍者〉たる、受肉せる神の子キリストの姿である。／普遍者キリストの受肉したこの現実的世界、そのキリストを頭とし、すべてを肢体として有機的に結合する〈キリストの体〉である教会、自然死を含めたすべての時間を通じて〈キリスト教の現象〉として実現する歴史的生命としてのキリスト教。これらのことを単なる思想としてではなく、言葉の真のレアリスチックな意味で受けとるのがティヤールの見方である。

（Teilhard de Chardin, 1960 ／三雲（訳）訳者あとがき 196 頁）

尚、『テイヤール・ド・シャルダン著作集』全11巻（みすず書房）も参照されたい。

＊4 ソンダースの伝記の第13章「死にゆく人の日記」（邦訳 364-394 頁）には、この男性の日記が抜粋引用されている。ラムジーは四十五歳でテレビ局のプロデューサーとして、身体的ハンディを克服しようと努力している人々を扱う番組に取り組んでいた。手術不能の脳腫瘍で一九七八年の六月二日から九月八日までの約三ヶ月間、セント・クリストファーに入院していた。七月十二日から彼の日記の口述筆記が始まっている。冒頭を引用しよう。「今、午前一時だ。ジョージが数時間前に亡くなった。彼は80歳を過ぎたところで、臨終には彼の妻と娘が立ち会い、私は隣のベッドに寝ていた。私が書くと約束した日記の冒頭がこういうことになるとは予想もしていなかった。夜勤の看

護師が私の言葉を書き留めてくれている。病棟はとても静かで、私はジョージのことを考えている。彼が亡くなった後、私は泣いた」。彼にはジルという看護師（になってほんの数ヶ月）の恋人がいるようだ。七月二十五日にはこうある。「まだ、何かが動いているのは見えるし、昨日見えていたもので、まだ今日も見えるものもある。それは多くはないが、空のようであったり、人のようであったりして、私にとってはそれがすべてなのだ」。盲目への帳にいる患者の言葉。そして、七月三十一日「私はほとんどまた元の自分に戻った。目は見えないけれど、自分の後ろにホスピスの支えがあるのを感じる。目が見えなくても、力を得ることができるのではないかと望みをもち始めている。……もうしばらく生きられるかもしれない。だから、人間として生きることを存分に楽しんで、今までわからなかった新しいことを発見していけたらいいなと思う」。八月一日にはパニック発作が起きる。「40か、１００か、あるいはそれ以上の建物によってできた形」を見て「あまりにも怖かったので、それを遠ざけることができなかった。私はそのとき自己のコントロールを全く失って、自殺してしまいたいと思った」。八月四日「盲目であることに順応するスピードがこんなに速いとは、自分でも驚きだ。……今日午後3時に、私はシシリー・ソンダース先生とデイム・アルバーティーン・ウイナー先生と言葉を交わすという素晴らしい機会を得ることができた」とある。そして、本文中に引用された八月二十六日を迎え、九月三日が最後の口述筆記となる。ジルの献身について自分は「運の良い」人だったと話す。

＊5　〈原書〉if it be possible（マタイ 26: 39）:「マタイによる福音書」第26節は「イエスを殺す計略」から始まり、「ベタニアで香油を注がれる」「ユダ、裏切りを企てる」「過越の

食事をする」「主の晩餐」「ペトロの離反を予告する」と続き、36から46までが「ゲッセマネで祈る」である。

＊6　〈原書〉why has Thou forsaken me?（マタイ27: 46）:「マタイによる福音書」第27節は「ピラトに引き渡される」から始まり、「ユダ、自殺する」「ピラトから尋問される」「死刑の判決を受ける」「兵士から侮辱される」「十字架につけられる」と続き、45から56までが「イエスの死」である。その冒頭は以下の通り。

さて、昼の十二時に、全地は暗くなり、それが三時まで続いた。三時ごろ、イエスは大声で叫ばれた。「エリ、エリ、レマ、サバクタニ」。これは、「わが神、わが神、なぜわたしをお見捨てになったのですか」という意味である。（新共同訳（新）58頁）

＊7　アルフレッド大王（Alfred the Great 849-899）：イングランド七王国のウェセックス王。百年ほど続いていたデーン人の侵攻を食い止め、衰退したイングランドのキリスト教文化を復興し、古英語での読み書きを習慣化した。ラテン語の文献を翻訳するなど学芸振興にも尽力し、自らもラテン古典の英訳に携わった。そこにはボエティウスの『哲学の慰め』や聖アウグスティヌスの『告白』『詩篇』などがある。

＊8　ボエティウス（Boethius 480-524）：古代ローマ末期のイタリアの哲学者、政治家、修辞学者。五一〇年には西ローマ帝国の執政官となったが、反逆罪でパヴィアに投獄され処刑された。獄中で『哲学の慰め』を書いたが、彼の思想の根幹はプラトンとストア

派にあり、理性により感情と外界の障害を克服しようとした。同書は五部構成で、自分と擬人化（女体化）された哲学との対話が、韻文と散文の交代形式で記されている。第1巻第1節は「かつて晴れがましい思いで詩を作った私が、／ああ、うなだれて嘆きの歌を／始めなければならない。見よ、詩の女神らも／しおしおと私に書くべきことを教え、／物悲しい歌に私の頰は熱い涙で濡れる」と始まり、「転落した者は安定した地位を／占めていなかったのに、友よ、君たちはなぜ／いくたびとなく私の幸福をたたえたのか（Why, O my friends, did ye so often puff me up, telling me that I was fortunate? For he that is fallen low did never firmly stand.）」で締められる。そこへ「右手に数冊の書物を、左手に笏をもった」女性が現れ、次のように言う。

誰に許されてこの女芸人どもはこの病人の側にきたのだろう。この女たちはこの人の苦痛を薬で和らげないばかりか、かえって甘い毒を盛って強くしている。それと言うのも、この女たちは感情の無益な棘で理性の実りの多い種子を刺し殺し、人間の精神を病気から解放しないで、それに慣れさせるからである。とは言っても、もしお前たちの阿諛が、いつもしているように、誰か俗悪な人間を惑わしているのであれば、私はそれほど不愉快には思わないであろう。もちろん、私の仕事はそんなことでは少しも妨げられない。だが、人もあろうに、このエレア派と（プラトンの）アカデミア派の研究をつんだこの人を惑わすとは。甘い言葉で破滅に誘う魔女たちよ、立ち去るがよい。この人をいたわって元通りにすることは、私の女神たちに任せるがよい。（ボエティウス（著）渡辺義雄（訳）1969『哲学の慰め』筑摩書房　10頁）

尚、本文引用の詩は邦訳では下記に相当する。

……

父よ、わが心にも聖所に登ることを許されよ。
善の源泉を示されよ、光を放ってわが心の
澄んだ瞳をひたとあなたに注がしめよ、
この世の迷いと重いきずなを断ち切って、
あなたの栄光をあらわしたまえ。すなわちあなたは
慎ましい人々にとって平安であり、静かな
いこいであり、あなたを知ることは終極の目的である。
あなたこそ始元、運ぶ者、導く者、道、終末である。

（ボエティウス（著）／渡辺義雄（訳）1969『哲学の慰め』筑摩書房　112-113頁）

私たちは、十二泊勤務して二日休むという体制を三ヶ月続け、それとは別に日勤勤務として、週に一日、前日の午後五時から休むという体制を維持した。疲れてはいたが、私はとても幸せで満足していた。仲間との連絡が途絶えたことは一度もなく、残ったメンバーとは今でも定期的に集まっている。

私は背中の問題により現役引退を申し渡され、一九四四年にオックスフォードに戻ると、戦時学位を取得し、椎弓切除術を受け、そしてセント・トーマスに戻って女性アルモナー（現在の医療ソーシャルワーカー）になった。

ブロンプトンカクテル

一九四八年三月、私はボランティアナースとして、週に一回か二回、「ターミナルケア」のための初期ホームで働き始めた。セント・ルーク病院には当時、四十八床の進行がん患者用ベッドがあり、そこでは、四時間ごとに定期的に「ブロンプトンカクテル」が提供されていた。セント・ルークのバージョンでは、大麻が省かれて、おそらくコカインも削除され、モルヒネの投与量は患者の必要に応じて調整されていた。60ミリグラム以上が必要な場合は、注射投与に変更されていた。終末期の不安定な状況には、ヒヨシンがモルヒネと共に使用された。

一九五一年から一九五七年まで私は医学生だったが、それもセント・トーマスにおいてであった。その間、症状管理に使える薬に革命が起こった。一九五八年十月にセント・ジョセフ・ホスピスに赴任するまでに、最初のフェノチアジン、抗うつ薬、ベンゾジアゼピン、合成ステロイドおよび非ステロイド系抗炎症薬がすべて使用されるようになった。ハロルド・スチュワート教授下のセント・メアリー病院医学部薬学科の臨床研究フェローという身分を得て、私はそこで、終末期の痛みとその軽減についての研究を開始することができた。

セント・ジョセフのアイルランド愛の姉妹会は、一九五〇年代初頭に新しい抗結核薬を使う地元の呼吸器内科医を歓迎していたが、さらなる革新の準備を整えていた。二人の非常勤家庭医も喜んで、その援助に当たった。彼らは既にクロルプロマジンを使っていたが、モルヒネは内服も定期投与もなされておらず、疼痛時の点滴投与のみであった。経口薬としては、ペチジンに頼っていた。経口モルヒネはアルコールとコカインに混ぜ、主な制吐薬としてのシクリジンと共に投与された。私がセント・ルークで見たのとほぼ同じくらいの低用量であった。治療法が進歩し、患者のそばに座って話を聞く時間ができたことで、病棟は一変した。

徐々に、私たちは他の症状にも取り組み始めた。私はアスピリン使用群と非使用群に分けてネペンテ（経口オピオイド）の治験を始めようとしたが、四十五床の患者をほぼ一人でケアしながらではとてもそれはできないことが判明した。私は一九六二年十一月の王立医学会に九百人の患者分析記録を元に「耐性と嗜癖は私たちにとって問題ではなく、最長期間入院患者であってもそれは当てはまる」と報告できた（Saunders, 1963）。

少しずつ自信をつけて

その頃には私たちはジアモルヒネを使い始めた。この薬の対照試験はなく、副作用がほとんどないという臨床報告が散見されるのみだった。私たちは、最初の五百人の患者のうち四十二人にそれを使用したが、重度の吐き気がある女性や耐え難い窒息感のある少数の患者がそれに該当した。そのときまで、私たちはこれは適応を慎重に考えるべき薬だと信じたものの、以下の二点にも気づいていた。第一に、私たちはその実践すべてにおいて、技術を向上させ、より自信をつけてきていること。第二に、実践は自分たちの熱意だけではなく、その有効性が証明されなければならないということ。トワイクロスによるセント・クリストファー・ホスピスでのその後の研究では、私たちの施設とその補助療法においては、経口投与のモルヒネとジアモルヒネの間に臨床的に観察可能な有意差がないことが示された（Twycross, 1977）。

一九五八年から一九六五年のセント・ジョセフでの七年間で、私たちは薬局方、患者の活動、退院および放射線療法への逆紹介を増やした。ゴーティエ・スミスは時折、神経ブロックを行うために来院した。私は広く講義を行い、セント・ジョセフと（一九六七年開院の）セント・クリストファー・ホスピスの常備薬一覧を作成した。配布資料は更新され、拡大され、どこでも使われることになった。もちろん、トワイクロスらの著作や小冊子あってこそだった。今では *Oxford textbook of palliative medicine* があるが、私の信じる治療学の基礎は、一九六三年に書いたとおりである。

この段階での難治性疼痛治療には、いくつかの基本的規則がある。第一に、患者を悩ませている症状をできるだけ慎重に評価する。これは、（既になされているが故に当たり前のことではあるが）病気の診断と治療を施すためではなく、痛みと（病気自体としての悲惨な一般状態に追加され得る）その他すべてのものを治療するためである。

（Saunders, 1976）

すぐに明らかになったのは、それぞれの死がそれ以前の人生と同じくらい個性的であることと、人生の全経験が患者の死に反映されることである。これは身体的、感情的、社会的そしてスピリチュアルな要素の複合体として提示される「トータルペイン」の概念につながった。患者の経験全体には、不安、うつ状態および恐怖が含まれる。さらには、遺族になる家族に対する心配、そしてしばしばその状況の中で何らかの意味、つまり信頼に足るより深い現実を見つける必要性も含まれる。これは、終末期の痛みの性質と管理、そしてケアの単位としての家族という主題についての講義と執筆の主たる強調点となった。

（Saunders, 1972）

積極的なトータルケアの重要性

家族が中心的な介護者である場合、特に在宅介護において、患者の死の前も後も支援が必要であることが認識された。WHOは次のような定義を発表した。

緩和ケアとは、治癒を目指す治療に反応しない患者を積極的かつトータルにケアすることである。痛みやその他の症状、そして心理的、社会的、及びスピリチュアルな問題をコントロールすることが、最も重要である。緩和ケアの目標は、患者とその家族にとって可能な限り最高のQOLを達成することである。

（WHO, 1996）

この定義以降、基礎医学および臨床医学の研究者は、多くの臨床家（医師、看護師および多くの補助サービス）と協働して、身体痛に関する詳細な知識を拡大してきた。定期的投与の重視は広く受け入れられ、がんの痛みを和らげる上での不可欠な要素として特徴づけられてもいる。これは、WHOの小冊子『がん性疼痛緩和（*Cancer pain relief*）』の基本原則の一つであり、多くの言語に訳され、現在、第二版となっている[*1]（WHO, 1990）。三十三年以上が経過し、対症療法ははるかに複雑で、緩和の専門家ですら、すべての関連分野の動向に遅れないように注意する必要があるものの、この基本的原則は不変である。

近年の治療的発見の多くは、緩和ケアにとって適切なものである。たとえば、終末期の腸閉塞の薬理学的管理は、オクトレオチド（octreotide）の使用により改善されている。現在、高カルシウム血症は診断可能で、ビスホスホネートで治療される。これまでの知恵に疑問を投げかけるために、呼吸困難および（症状の有無にかかわらず）脱水症から生じる問題を治療する最善かつ適切な方法について研究が継続されている。神経因性疼痛は以前よりはよく管理されているが、それでもさらなる探求が必要である。将来を見据えると、私たちが注意深くなければ、ポスト抗生物質時代が訪れるのではないかと思う。何が起ころうと、私たちが相手の話を聴き続け、質問を続けることが、重要である。何よりも、私の経験では、医学の実践には特定の治療以上のものが含まれていることが、強調される。

私たちはホストだった

薬理学の進歩と新しい技術で話は終わらない。私たちは予備の訓練学校で、自分たちが患者とその面会家族のホストであることを教えられた。朝と夕方に病棟の祈りに参加し、尊敬と敬愛をもって「最後の審判（last offices）」を実行することも、当然と考えられた。人の生活は五十五年以上の間に大きく変わったものの、人々のニーズは、さまざまに表現され、用途も厳密に身体的なものを超えていることに変わりはない。カーニー[*2]がそれを表明したように、緩和ケア医は単に「症候学者」であってはならない（Kerney, 1992）。

緩和ケアは今や世界的に広がっているものの、WHOの定義にあるように、患者と家族のスピリチュアルニーズを心配するものであり続けている。全体的なアプローチは、人が不可分な存在、つまり身体的かつスピリチュアルな存在であるという理解に基づいている。「一人の人に対する唯一の適切な対応は、尊敬である。それは、文化と人間関係という全体の文脈において互いに見たり聞いたりすることであり、それぞれに固有の価値を与える方法なのである」（Mayne, 1992）。意味の探求、信頼すべき何かを探求することは、多くの方法によって直接的かつ間接的に、比喩や沈黙、身振りや象徴、あるいはおそらくは特別に芸術や人生の終わりでの創造性に対する予想外の可能性の中で、表現されるだろう。

緩和ケアで働く人々は、自身もこの次元に立ち向かうよう要請されていることを自覚しなければならない。援助者と患者の両方が世俗化された社会に住んでいて、宗教的な言葉を持たない。もちろん、中には彼らの宗教的ルーツとまだつながっていて、自らの必要性を助けるためになじみのある儀式、典礼、あるいは聖餐をする者もいるだろう。しかし、そうでない人もいて、彼らにとっては、善意ある宗教者による鈍感な提案は、歓迎されない。しかし、私たちが職業的能力だけでなく、私たちに共通の傷つきやすい人間性を手に入れることができるのであれば、私たちの側に言葉は不要で、ただ耳を傾けることだけが必要となる。相手が自分の最も深いニーズを共有したくない場合でも、ケアは最も隠された場所に到達する。恐怖心と罪悪感の感情は思いもよらないものに見えるかもしれないが、それは、私たちが内的な旅を行い、終末期にある人が平和を見つけたことの傍証である。この時点で、大切な関係が築かれたり、和解したりすることがあり、新たな自己意識が生まれる。最近の研究は、これが最近の社会情勢の中でどのように起こり得るかを示している（Seale, 1995）。

私の治療的旅は、痛みや他の症状に対する薬物治療の驚異的な進歩を目の当たりにした。その使用法を他人に教育するという課題は、残っている。しかし、私たちが行う仕事に欠かせないのは、人間的で職業的な基盤である。患者やその家族と出会う人は誰でも、この次元についてある程度の認識を持っている必要がある。専門家自身が意味を探求することで、ある雰囲気を創造することができる。それは、何年も前からしばしば無力にも私たちが試みてきたものだ。そこでこそ、患者や家族は、彼らが真実だと考えたり、自分に起こっていることを受容する勇気を見つけたりすることができる地点に向けて信頼しあって到達できるのである。

【文献】

Kearney, M. (1992) Palliative medicine-just another specialty? *Palliative Medicine*, *6*, 39-46.

Mayne, M. (1992) personal communication.

Saunders, C. (1963) The treatment of intractable pain in terminal cancer. *Proceedings of the Royal Society of Medicine*, *56*, 195-197.

Saunders, C. (1972) The care of the dying patient and his family. *Contact*, 38, 12-18.

Saunders, C. (1976) The challenge of terminal care. In T. Symington & R. L. Carter (Eds.), *Scientific foundations of oncology* (pp.673-679). London: Heinemann Medical Books.

Seale, C. (1995) Heroic death. *Sociology*, *29*, 597-613.

Twycross, R. (1977) Choice of strong analgesic in terminal cancer care: Morphine or diamorphine? *Pain*, *3*, 93-104.

World Health Organisation (1996) *Cancer pain relief*. Geneva: WHO.

World Health Organisation (1990) Expert committee. *Report: Cancer pain relief and palliative care.* Geneva: WHO. p.11.

＊訳注

＊1　ここに紹介されたＷＨＯによる定義は一九九〇年のものだが、二〇〇二年に改定され、二〇一八年にはさらに修正されているようだ。ＷＨＯの二〇〇二年に改訂された緩和ケアの定義の日本での定訳（日本緩和医療学会）は次のとおりである。「緩和ケアとは、生命を脅かす病に関連する問題に直面している患者とその家族のＱＯＬを、痛みやその他の身体的・心理社会的・スピリチュアルな問題を早期に見出し的確に評価を行い対応することで、苦痛を予防し和らげることを通して向上させるアプローチである」。

一方、二〇一八年の Integrating palliative care and symptom relief into primary health care では、こう記されている。「ＷＨＯは、緩和ケアを、生命を脅かす病気に伴う問題に直面している成人および小児の患者とその家族の苦痛を予防し、緩和することと定義している。これらの問題には、患者の身体的、心理的、社会的、スピリチュアルな苦しみと、家族の心理的、社会的、スピリチュアルな苦しみが含まれる」。

ＱＯＬの向上という目標がここから抜けたのはなぜか。

＊2　カーニー（Michael Kearney）：セント・クリストファーでソンダースの訓練を受けた緩和ケア医。医学的治療と心身に備わる治癒能力を高めるアプローチを組み合わせることに関心を持ってきた。共著論文「自分がすでに現成している菩薩になること（そしてそれを保つこと）」は次の書籍内で邦訳されている。（コーシン・ペイリー・エリソン、マット・ワインガスト（編）小森康永・栗原幸江・岸本寛史・坪野圭介（訳）2020『人生の終わりに学ぶ観想の智恵：死の床で目覚めよという声を聞く』に所収　北大路書房）

第5章　主を思いなさい（二〇〇三年）

本稿は、Christian Life Community による 'The spiritual exercises of St Ignatius in the varieties of human experience' シリーズの一部として、二〇〇三年六月にウェストミンスター寺院ホールで行われた講義に基づいている。

私の机の上には、ワルシャワの再建された大聖堂にある十字架の写真があります。抵抗運動の最後に、そこは完全に破壊されました。十字架は燃やされ、爆撃され、狙撃されましたが、ねじれた金属製のキリスト像は、焦げた十字架から片方の腕でぶら下がっています。私は「これが、ワルシャワが神にしたことであり、神が永遠に私たちと分かち合うことだ」と絶えず自分に言い聞かせています。それは、ディートリッヒ・ボンホッファーが獄中で書いた「苦悩する神だけが私たちを助けることができる」(Bonhoffer, 1959) という言葉とこだましています。

それは、毎日のホスピス業の神を描いてもいます。私たちのチャプレンが言うように、「ここには聖金曜日がありますが、ここはイースターの場所でもあります[*1]」。私はセント・クリストファーで個人的に患者や家族と会うことはもうほとんどありませんが、目に入るものは相変わらず心を踊らせます。実際、先週、患者さんの奥さんから感謝の抱擁がありました。最近も、レセプションエリアで人を待っていたとき、こんなことがありました。一人の男性が、ろうそくを灯すためにチャペルに入ってきました。彼は私にホスピスケアについて感謝し、「私の妻は、ここでとても幸せでした」と付け加えました。コップ一杯の冷たい水と足洗の秘跡が継続的に行われている場所では、あらゆる人が歓迎されます。それは、スピリチュアルな献身を認証されることもなくケアに専心する人々によってしばしば行われているのです。

戦時看護師として神を探し求めたときに、レセプションで待つ私の旅が始まりました。C・S・ルイス[*2]の著作、ドロシー・セイヤーズ[*3]の『王となるべく生まれた人』(Sayers, 1943) とヘレン・ワデル[*4]の『ピーター・アベラルド』(Waddell, 1933) は、私の訓練隊メンバーの信仰と相まって、結局一九四五年「嘆願なしに」神に召される瞬間に至りました。私はただ、受け入れるようにとだけ言われたのです。私は、神が「すべて私が済ませました」とおっしゃったと信じ、私が向きを変えた、あるいは向きを変えられたとき、長らく自分の顔で受けていた風を、今度は背中に感じたのです。

看護の仕事を現役免除されていたので、次の三年間は、訓練と病院ソーシャルワークに費やされました。オール・ソウルズ[*5]と福音派[*6]のグループに加わって、聖書研究に浸りました（そのことに私は深く感謝しています）。しかし、一九四七年七月まで、私は他に自分に何が期待されているのか知りませんでした。そのとき、私は、ワルシャワ出身のユダヤ人で、進行がんの患者であるデイヴィッド・タスマに出会ったのです。退院後、私は彼を外来患者としてフォローしました。彼が貸し間に一人暮らしで、トラブルを抱えるのは目に見えていたからです。一九四八年一月に、彼は別の病院に入院しましたが、その後の二ヶ月間、私は彼の常連、事実上唯一の訪問者でした。私たちは、彼のわずか四十年の人生と彼の失った信仰について語り合いました。世界に覚えておいてもらえるようなことを自分が何一つしなかったという気持ちを私たちは共有したのです。そして、終末期に症状管理と個人として認めてもらうことのニーズが満たされる家というものについて話し合いました。彼は自分の遺産について語り、「君のホームの窓」のためにと言って、５００ポンドを遺しました。ある夕暮れ、彼が突然、「僕を慰められるようなことを何か言えないのか?」と言ったので、彼がユダヤ人であることを尊重して、詩篇23[*7]を繰り返し、「ヴェナイト」[*8]と「目を上げて」[*9]に進みました。それらは聖歌隊で歌ったことがあるので暗唱できたのですが、他に、カバンの中にあった詩篇と新約聖書からも読んでみることにしました。すると彼は、「いらないよ」と言いました、「僕が欲しいのは、君の頭の中にあるものと心の中にあるものだけなんだ」。私はその夜、彼のために「デ・プロフンディス」[*10]を学んだのですが、彼は後日、病棟シスターに「僕は自分の父たちの神と穏やかさを得ました」と言いました。彼はその数日後に亡くなりました。葬儀では彼のために詩篇91[*11]を唱えましたが、彼の雇用主と私が、唯一の会葬者でした。

二日後、私はオール・ソウルズの祈りの集会に行きました。私たちは「イエスの名前はどれほど甘いのか[*12]」と歌い始めましたが、私が心の中で「でも彼には響かなかった」と言うと、まるで肩を軽く叩かれ、こう言われた気がしました。「主は誰よりもあなたをずっとご存知です」。信じられないでしょうが、天国に行くすべての人への保証のメッセージが、それ以来ずっと、私に残っています。デイヴィッドは霊の自由の中で道を見出しました。それは、窓というシンボルからくる開放性を維持する挑戦であり、心の脆弱性と頭のすべての努力とも相まって、これらはホスピスと緩和ケアの創設原理であり、今なお有効だと思います。デイヴィッドの窓は、セント・クリストファー・ホスピスのメインレセプションの一部であり、世界中にメッセージを送る素晴らしい遺産です。

窓を中心にしたホームを建てるのに十九年かかりました。私は医療訓練を経て、多くの研究と探求も行いました。プロテスタントたちによるエンドオブライフケアのための初期ホームにおいて、ボランティアで夜勤看護師をしていたとき、私は確かに、これが自分の天職だと確信しました。また、看護師が経口モルヒネの定期投与によって、いかにしてどこよりもはるかに優れた痛みの軽減を達成しているかを目の当たりにしました。三年後、私は勤務先の外科医によって、医学に駆り立てられました。「なぜなら、痛みについて学ぶべきことは他にもたくさんあるんだよ、君がそれを正しく行わない限り、君は苛立ちを感じるだけだし、それ以前に、誰も君の話を聞かないよ」と言われたのです（Barrett, 1951）。

一九五八年十月にセント・ジョセフ・ホスピスに赴任して患者のカルテを見ると、屯用モルヒネはほとんど前もって使われることはないことがわかりました。患者は（他の施設と同様）、痛みを感じてからでなければモルヒネを与えられなかったのです。そこでは、とても愛情深いケアが、アイルランド愛の姉妹会の人たちによって提供されていました。第二バチカン公会議の前でしたが、彼女たちはプロテスタントの私を歓迎してくれました。私は詳細なケアと研究に数年を費やし、徐々に、以前目にしていたモルヒネの定期投与を導入しました。それが、死にゆく人々のためのケアの最初の科学的基礎です。戦時中、しばしば私たちは自分自身以外に提供できるものが何もなかったので、今度は自分たちの同情以外、追加できる新しい資源を得たわけです。

私は医学生時代、（自分よりずっと若い）同級生だけでなく、患者であるG夫人によってても助けられました。バーバラ・ガルトンは、セント・トーマス病院の分院で私と七年間を共に過ごした、盲目で進行性の麻痺のある若い患者でした。それは勝利の物語であり、笑いに満ちたかけがえのない友情です。彼女は自らの病気を通して物事を見るようになりました。彼女はかつて医学生にこう言いました。「聖書を読み、そこで助けを得る人がいますし、教会に行って、そこで助けを得る人もいます。しかし主は、私には違う仕方で対処されます。人を私に送ってよこすのです」。その多くは、非常に開放的でリラックスしたクリスチャン・ユニオンのメンバーであり、彼女の影響力は広がりを見せました。彼女の贈り物の中でも特筆すべきは、セント・クリストファー（St Christopher）という名前です。「ホスピスですって？　旅行者が立ち寄る場所？　それなら、セント・クリストファー[13]しかないでしょう」。それ以来、世界中の何千、何百万もの人々が、彼らの個人的な旅を手助けされました。

一九五九年六月二十四日、その日の聖書読みで、「主への道を進みなさい、されば道は開かれん[14]」と言われました。もう一度、神は私の肩を叩かれたのです。「今こそ始めよう」少し自分の時間を割いて、私はホスピスのニーズとプロジェクトに関する最初の計画書をつくりました。個人的集まりの助けを借りて、私たちは舟を漕ぎ出したのです。

一九六〇年、エキュメニカルな神学者であるオリーブ・ワイオーンと、スピリチュアル・ディレクターであるエヴェレッド・ラント・オブ・ステップニー司教に会いました。

私たちは、オープンなキリスト教財団がどのように表現されるべきか、そしてセント・ジョセフ・ホスピスのような強固さを持つコミュニティをどのようにしたら設立できるか検討しました。二、三人の修道女が嫉妬の痕跡もなく示した興奮は、私たちが興味と資金の流入に興奮したのに匹敵していました。コミュニティとなるために、多くの内省を得て、道が敷かれました。「いつそこに到着するかは自ずとわかるでしょう」。私たちは一緒に学んできたのです。あの頃の私の手紙と毎日の祈りの日記は、探求の激しさと多くの揺り戻しを明らかにしています。

私たちは一九六〇年に運営委員会の会議を始め、二年後、司教とワイオーン博士と会い、将来のホスピスの基礎について話し合うためにもっと互いを知り合おうと、より大きなグループを結集しました。私たちは、ホスピスのための土地を獲得するよりも前に活動を始めたのです。現在のスタッフグループは、このときのグループによって始められた議論と討論を受け継ぎ、今日の患者のスピリチュアルニーズについて話すために定期的に集まっています。ここで一言言っておかなければならないことは、このグループが、経験の共有においてしばしば陽気で爽快だということです。一九六五年に書かれたホスピスのオリジナルの『目的と基礎』は、「聖霊が導くように、さらなる光と拡大に開かれたグループワーク」の発展に言及しています。一九九二年の改訂短縮版の草稿には、「セント・クリストファーのより広いスピリチュアルな次元は、多くの患者の創造性と成長、および無数の家族による力強さの発見により裏打ちされている。また、それはスタッフや異質な者のコミュニティの経験を通して発展した」とあります。さらには、「それが設立されキリスト教財団として発展したのは、単にケアという観点からだけではなく、神がキリストに啓示されて共有され、苦悩と死にゆくことの暗闇の中で共有され、死の現実を変容させたという信念からも考えられたからである」。今ここで働いている多くの方は、後者の声明文をお読みではないでしょうが、たとえ隠れていても基礎はそこにあるわけです。チャペルは四つの病棟の下にあり、家族や友人が頻繁に訪れます。彼らはろうそくを灯し、カードを取り、祈りの依頼をします。現在の牧師チームは、数え切れないほどの紹介や要求に応え、人々はホスピスがスピリチュアルな平和の場であると繰り返し述べています。それは笑いの場でもあり、ユーモアの多くは患者自身から来ています。

神は、この探求に信憑性を与える予期せぬ方法を持っておみえでした。一九六〇年二月、私は肉腫を患っていた六十歳の元第八陸軍兵士のポーランド人難民、アントーニ・

ミチュニヴィッチを入院させました。五ヶ月間、彼は難題ではありましたが礼儀正しい患者でした。私は研究の一環として、痛みや感情についての患者の話をテープに録音していましたが、彼はその唯一の録音で、イギリス料理について笑って話しています。彼は妻と死別していましたが、その娘が試験に合格した七月、彼女が私に対する彼の気持ちを伝えたことで、突然私の世界は穏やかさを失いました。次の数週間、私たちは六人部屋で一生を過ごすことになったのです。そこで起きたことは、私の祈りの日記と夕方の記録の両方に記録されています。それは、彼が亡くなるまでの三週間半続きました。

彼の旅は、「私は死にたくない、私は死にたくない」から「私は正しいものだけが欲しい」へと変わりました。私は、身体的衰弱と愛の成長という旅の道連れでした。一九六〇年の初め、オリーブ・ワイオーンがテイヤール・ド・シャルダンの『宇宙のなかの神の場』（Teilhard de Chardin, 1960）を読むよう指示しました。人生の受動性についての彼の著作は、私たちの強烈でプライベートでありながらも公的な経験において、強調されました。それをあなたがたに伝えることや理解してもらうことは、簡単な話ではありません。私は日記を読むたびに、アントーニが私に依存し私が厳格な規律を要求するという不面目を目にします（プライバシーといっても、他の患者同様、カーテンが引かれているのみなのです)。私たちが話すことができる午後五時から六時の貴重な時間の記録も残っていますが、それは、私たちが焦がれる沈黙が不可能だと知ってのものでした。二人ともこのことを素晴らしく親切な病棟シスターに話そうとしましたが、彼女は私たちの経験には気づかず、「M氏と神の間には何もできないのです」とだけ言いました。ある日、壁の反対側の十字架を見て、彼は突然こう言いました。「私には救い主が見える」。私は答えました、「彼は私の救い主でもあります。私たちがどこにいようとも私たちは一緒にいられるのです。あなたがいなくなっても、主はずっとここにおられますから、大丈夫です」。私は毎日ホスピスに来ましたが、彼の無事を確認する電話を最初に入れることはできませんでした。「私はあなたが来るまで待っていますが、あなたに与えられるものは何もありません、悲しみ以外は」と彼は言いました。彼が亡くなる十日前、私はもう少し時間を与えてくださるよう神にお願いするのはやめて、自らの手を離しました。すると、神は私たちに静かな心と永遠の瞬間を与えてくださり、アントーニはようやく自分が何かを与える者でもあったことを信じることができたのでした。彼が亡くなる瞬間にこそ、私はその場にいませんでしたが、その日はずっと彼のそばにいました。聖母被昇天祭で、敬虔なポーランド・カトリック教徒が死ぬにはもってこいの日でした。十字架を見ようとする彼を一度抱きかかえたとき、それが唯一、私が彼を抱きしめたときでした。彼が意識を失う直前、彼は私に「本当に天国のような笑顔」を見せてくれました。日記には、その日の夕方のことが次のように記されています。「その笑顔について考えると、私はそれが実際にあったものかどうか確信が持てません。悲しみというのとは全く違って、とても幸せそうに見えたので、楽しみの輝きと何らかの力強さがあったことは確かです。それに、私がしばしば得た純粋な愛の外観」。一時間後、彼は娘と病棟シスターが見守る中、息を引き取りました（彼女たちは、日中ずっとそばにいることはできませんでした）。

翌日、私はいつも通り病棟に向かいましたが、今でも覚えているのは、部屋の入り口に立ち、彼のベッドに別の患者がいるのを見て、自分がこう思ったことです。「この病室には入れない。あまりにつらい」。私は十字架を見て、それに抱かれました。しかし、それ以上何も考えることができず、続く五日間、私は自分のニーズをわかって素晴らしく理解してくれる未亡人の友人と過ごすことになりました。私の旅でその後、読んだものの多くは、『水平線を越えて』[*15]という小さなアンソロジーに収めましたが、そこにはセント・クリストファーの患者が書いた詩もたくさん含まれています。苦悩の意味を探すためです（Saunders, 1990）。

祈りの日記は、冷たく暗いトンネルを抜けセント・ジョセフで終わりのない仕事をした次の二年半と、セント・クリストファー計画を記録しています。G夫人が五ヶ月後に亡くなり、父はその六ヶ月後に他界しました。私の死別は混乱しましたが、最も鮮やかな思い出は、賛美歌、神秘的な詩、そして詩篇を心から学んだことと、考えをまとめるためにオーソドックス・ジーザス・プレイヤーのロザリオを使ったことにあります。結局、私は悲嘆の暗い穴から一種のはしごを見つけたのです。二本の柱は、「わたしの恋人よ、あなたはなんて幸せな人（Oh my love how happy you are）」と「神よ、私はとても感謝しています（Oh God I am so grateful）」でしたが、目的地に上がるたびに、私は登るべき別のはしごを見つけるのでした。

この頃は、サセックスのセント・ジュリアン（現在のセントカスマンス）を何度となく訪れ、静かな読書とのんびりとしたバードウォッチングを楽しみましたし、音楽をたくさん聴き、ホスピスの新しい先駆者を訪れる刺激的な旅をしました。そして、晩婚ではありましたが、もう一人のポーランド人と深く幸せな結婚生活を送りました。*16 それでも、私はまだ時々、喪失感を癒すはしごを必要としました。しかし、私は、他の時間や場所なら起こらなかったであろう出会いについて後悔していないし、死別は創造的エネルギーという贈り物をもたらすことができると確信しています。子どもを失い、その子どもの名前を冠した慈善事業に人生を捧げる両親によく見られることです。

セント・ジョセフのある患者が、苦悩の詩を私に示したとき、「ドクター、この病気について教えてください、あなたがそれを知っていることはわかっています」という言葉で、それを要約したことがあります。次の数年間の患者一人ひとりが、近代ホスピス運動の創始者となりました（Clark, 1998）。

デイヴィッド、アントーニ、そしてG夫人と共に、私はもう一人の患者、ルイを重要な教師として位置づけています。彼女は骨が折れやすいために一生をベッドで過ごしたわけですが、ちょうど私がセント・ジョセフに赴任した直前に、彼女もそこに入院してきたのでした。彼女と二人の同室者は、セント・クリストファーの計画の細部に至るまで関わりました。私同様、彼女も英国国教会の信徒でしたが、喜んでカトリック環境に迎えられました。いつだったか、いつもの会話で私は気がつくと、こう訊いていました。「ルイ、主にお会いしたら、まず何て言う?」。彼女は躊躇することなく、きっぱりとこう言いました。「私はあなたを知っています」。彼女が主の光に目覚めるすべての人々を支持していること、そして絶望的で傷ついた不信者たちも、「私はあなたを知っています、あなたはそこにいらしたから」と不思議そうに言うだろうことを私は信じています。私たちは、主の自己犠牲的な愛の範囲を超えて遠くに行くことはできません。人々は、「しかし自由意思、自由拒絶ならどうですか?」と言うかもしれません。そこで私に言えるのは、本当のビジョンは最後には主に向かわせるものだと自分が信じているということだけです。私たちが恋に落ちるとき、私たちはそうせざるを得ないのであり、ただ振返ってみると、それは本当の自由の瞬間なのです。だから、私は信じているのです、それは神と共にあるのだと。

私の知恵の柱の一つは、ノリッジのジュリアン[*17]の本『神の愛の啓示』(Julian of Norwich, 1997)です。私は、新しい翻訳が出れば、その度にまた読み直します。アンチョコを使って原典さえ読みました。彼女は神に怒りを見ませんでしたが、主は非難ではなく、同情を持って私たちを見ます。ジュリアンは心を痛めつつ、神が彼女に言われたように、すべてがどれほどうまくいくかを尋ねました。すると主は、最後に偉大な行為を約束しました。聖なる教会(Holy Church)の教えを守りながらも、彼女は、救われるべきすべての人たちについて語る中、希望のある普遍的ビジョンに向かいます。

ジョン・オースティン・ベイカー司教は、彼の人格形成書『クリスチャンの信仰（*The faith of a Christian*）』に、以下のように書いています。

審判に関する伝統的見解は、異常や矛盾によって捉えられている。それは、死ぬ瞬間に、私たちに対する神の態度が根本的に変わることを信じるよう私たちに求めている。私たちがこの世にいる間、自分たちが本当に申し訳ないと思ったり他人を許したりするときにはいつでも、許しと和解が可能である。しかし、私たちが死ぬとすぐに、愛と憐れみは消えるようだ。つまり、それ以後、この世で犯され悔い改められていない罪があれば、私たちは神の家族の人生の喜びから永遠に追放されるというわけだ。

（Baker, 1996）

『神の愚かさ（*The foolishness of God*）』の中で、彼は、「十字架にかけられたイエスは、世界がこれまでに見たことのある神の唯一の正確な絵であり、私たちをその存在の内に抱きしめている手は想像を絶する釘で突き刺されている」（Baker, 1970）とも書いています。そのような絶望的に傷つきやすい愛こそが、確かに最後まで敗北することがないのです。

アントーニへの簡単な言葉、「私は、あなたがあなただからあなたを愛しているのです（I love you because you are you.）」は、数え切れないほどの患者に耳を傾けた長年の間に、以下のような言葉に翻訳されました。「あなたが大切なのは、あなたがあなたであるからであり、あなたは人生が終わるまで大切なのです。私たちが全力を尽くすのは、あなたが平和に死ぬのを助けるためだけではなく、あなたが死ぬまで生きるためでもあるのです（You matter because you are you and you matter to the end of your life. We will do all we can not only to help you die peacefully, but also to live until you die.）」。

この歓迎は、セント・ジョセフで始められた研究に基づいています。そこで私は、一千百枚のパンチカードの上に患者メモをまとめました。これはコンピューターが使われる前の時代です。私は、教科書が全く間違っていたことを示すことができました。たとえば、経口モルヒネはほとんど効果がないこと、耐性が増すにつれて必然的に必要量は増え、薬物依存が起こること、そして患者は必然的にその状態で死を待たなければならないことが、当時の教科書では教えられていたのです。私たちはその後、進行がん患者も痛みから解放され、入院患者だけでなくデイケアセンターや自宅でも楽に生活できることを証明し続けています。一九六四年に私が最初に説明したのは、トータルペインの複雑さです（Saunders, 1964）。これは、身体的、感情的／精神的、社会的／家族的そしてスピリチュアルな側面が組み合わさって、多くの人が苦しむ複雑な痛みとなることを示しています。スタッフペインは、数年後に追加されました。私たちは学び続けていますが、すべての苦悩が消えることを願ったり、薬物で消し去ったりすることはできません。「痛みについて学ぶべきこと」はまだたくさんありますが、それは暗闇の宝物に匹敵します。人の目に映る痛みに慣れることは決してなく、別離は誰にとっても最悪の痛みであり、多くの点で、死にゆくことは死別よりも直面しやすいと確信しています。

　スピリチュアルペインは困難な現実です。ヴィクトール・フランクルの著書『夜と霧（*Men's search for meaning*）』は、彼が強制収容所で生き残った経験について書かれています。最後の自由は、与えられた状況の中で自分の態度を選ぶことであり、自分のやり方を選ぶことであるという彼の保証（Frankl, 1962）は、ホスピスケアにおいても認識され、満たされます。私がこの講演の準備を始めたとき、実存的経験に関する質的研究報告が届きました。それは、フランクルの主張を再確認しているものの、意味それ自体が目的なのではなく、つながりの感覚を高めるための触媒であったり、癒しが起こる現在に焦点化する触媒であったりするのだと続けています。私たちはこれまでしばしば、全体性の癒しと多くの小さな復活の癒しを見ると言ってきました。私は運動ニューロン疾患のある男性を思い出します。彼は、さらに衰弱の進んでいる患者を見て、「あんなことになったら、私は自分を始末するね」と言いました。実際、その時点にまで来ると、彼は「次はどうなるかわからないけれど、まあなんとかなるだろう」とだけ言いました。多くの人々が牧師に対する説明責任の深い感覚を表現する一方、今日では、明らかに宗教的な言葉を使用する患者はほとんどいません。この患者のように、彼らは自らの個人的でスピリチュアルな旅を表現するために、いろいろなメタファーを使います。彼は自分の病気を「共にやって来る病気、共来病（coming together illness）」と呼びました。実際、私たちはしばしば、和解と平和が何の言葉もなくやって来るのを見るのです。

共にやって来る――楽園で名前を覚えられているすべての人々（私が頻繁にとりとめもなく拾い読みする日々の祈りの書の多くを占める人々）と共にということですが、しかし何よりも、「神の創造的苦悩」と共に、ということになります。バプテストの神学者、ポール・フィデスは、それを彼の強力な本のタイトルに使いましたが、「死は、私たちが神や他者との関係を保つために神を信頼する場所になります――イエスの復活のしるしによって、神が主の創造物のために死の最後性において何かを行うことが肯定されるのです」（Fiddes, 1988）。言葉は、私の祈りへの道です。私の詩篇集には多くの名前と日付が記されていますが、アントーニが亡くなって数週間後に詩篇132を読んだときほどはっきり記憶に残るものはありません。「わたしたちは主のいます所に行き　御足を置かれる所に向かって伏し拝もう」[*18]（詩篇 132.7／新共同訳（旧）974）。毎月、私は感謝の言葉を忘れません。

簡単な答えはありません——そういうことはたくさんあります。たとえば、十字架だけがあなたを抱きしめることができるとき、唯一の祈りが「イエス——救い主（Jesus-Saviour）」と「あなたが一番よく知っている（Thou knowest）」だけであるとき、そして唯一の答えが言葉ではなく存在であるときです。今日のホスピスや緩和ケアは、宗教的な答えが回答とならない多くの人々によって実践されています。それにもかかわらず、彼らは多くのスピリチュアルな援助をするのです。私の牧師に彼の仕事の真の土台は何であるかを尋ねたところ、彼は「壊れること（brokenness）」とだけ答えました。[*19]彼は、自分が言うべきことのない、聴く人であることを意味したのです。確かに、「私と共に目を覚ましていなさい」とは、奪ったり、説明したり、あるいは理解したりすることさえありませんでした。それは単に、「そこにいる」という意味です。これと並んで、ケアの方法は、最も隠れた場所にまで到達することができます。あなたは、私がそうであったように、そして今では私がとても感謝しているようには、打ちひしがれる必要はありませんが、あなたは、この自由で非常に危険な世界に住んでいるすべての小さな死と向き合わなければなりません。あなたは無力だと感じ、痛みを分かち合うことしかできないかもしれません。しかし、それは、無力なキリストが彼の家族の死にゆく人々に会うための無意識のつながりなのです。コングレブ神父は以下のように書いています。

> キリストは、私たちの犠牲として、受肉を自滅させることによって、人々の最悪の恨みと乾きの中で、傷ついて悲しみに暮れた心に忍び込む新しい力を得た。主は死にゆく人を救う自らの死によってもたらされる……キリストの死における愛の神秘は、その沈黙に忍び込み、最高の空虚さをもたらす……死の時と裁きの日に、主よ、私たちを救い出してください。
>
> (Fr. Congreve, 1956)

何年も前、私はパーティーで患者の写真を何枚も撮りました。彼は写真代を払いたがったけれど、私はもらってほしかった。私たちは両方とも、与えたかったし、もらいたくなかったのです。私は結局、自分の手を差し伸べて、こう言いました、「これが人生というものであり、受け取ることを学ぶべきだと思いますよ」。すると、彼は両手を私の方に差し出し、手のひらを上に向けて言いました。「これが人生というものですよ、四つの手が一緒になっています」。私たちが手を差し伸べているとき、それは十字架となり、キリストを復活させることになりました。

私たちのために毎日祈る多くの人たちの中には、モンマスのティマウルにある瞑想的な英国国教会修道院の修道女たちがいます。そこから私のアンソロジーに寄せられた詩、「真新しい泉」で本稿を締めくくりましょう。

完璧なバランス
苦しみと喜びの間に
与えられる
主の十字架と復活を通して。
愛情のこもった
主の手が

癒し
私たちの傷ついた心と魂を
一つにする。
私たちへの
主の愛ある忍耐が
主の同情が
私たちを祝福する
真新しい愛の泉で。
言葉にならない喜び。

（Sr Gillian Mary, 1990）

【文献】

Baker, J. A. (1996) *The faith of a Christian*. London: Darton, Longman & Todd. p.125.
Baker, J. A. (1970) *The foolishness of God*. London: Darton, Longman & Todd. p.406.
Barrett, N. R. (1951) personal communication.
Bonhoffer, D. (1959) *Letters and papers from prison*. London: Fontana Books. p.122.

Clark, D. (1998) Originating a movement: Cicely Saunders and the development of St Christopher's Hospice 1957-67. *Mortality*, *3* (1), 43-63.

Fiddes, P. S. (1988) *The creative suffering of God*. Oxford, Clarendon Press. p.267.

Frankl, V. E. (1962) *Man's search for meaning*. London: Hodder & Stoughton. p.66.（池田香代子（訳）2002『夜と霧 新版』 みすず書房）

Fr. Congreve (1956) quoted in O. Wyon, *Consider Him: Three meditations on the Passion Story*. London: SCM Press. quoted in Saunders, Beyond the horizon, p.45.

Julian of Norwich (1997) *Revelations of Divine Love*. New York: Doubleday (trans. J. Skinner).（内桶真二（訳）2011『神の愛の啓示：ノリッジのジュリアン』大学教育出版）

Sayers, D. L. (1943) *The man born to be king*. London: Victor Gollancz.

Saunders, C. (1964) The symptomatic treatment of incurable malignant disease. *Prescribers Journal,* 4, 68-73.（小森康永（編訳）2016 「治療困難な悪性疾患の症状治療」『シシリー・ソンダース初期論文集』に所収　北大路書房）

Saunders, C. (1990) *Beyond the horizon*. London: Darton, Longman & Todd.

Sr Gillian Mary, S. S. C. (Society of the Sacred Cross) (1990) Fresh Springs. In C. Saunders (Ed.), *Beyond the horizon* (p.79). Darton, Longman & Todd.

Teilhard de Chardin, P. (1960) *Le milieu divin. An essay on the interior life*. London: Collins.（三雲夏生（訳）1968『宇宙の中の神の場』春秋社）

Waddell, H. (1933) *Peter Abelard*. London: Constable.

＊訳注

＊1　このような発言の意図はクリスチャンでないとわからないと思い、札幌南徳洲会病院総長の前野宏先生にお訊ねしたところ以下の回答をいただいた。「クリスチャンにとっては『聖金曜日』はいわゆる受難日（イエスが十字架ではりつけになり、亡くなった日）、つまり、クリスチャンにとっては自分の罪の身代わりになってイエスが苦難を受けて死んでくださったという悲しみの日です。一方、イースターはそれから三日目にイエスが復活したことをお祝いする日です。クリスチャンにとって最悪の悲しみと最高の喜びが同じ場所にあるということだと思います」。

＊2　C・S・ルイス（C. S. Lewis）：アイルランド系のイギリス人の作家。『ナルニア国物語』が代表作。シシリーは、彼の宗教的著作『悲しみを見つめて』や『痛みの問題』も引用している。

＊3　ドロシー・セイヤーズ（Dorothy Sayers）：オックスフォード生まれ。アガサ・クリスティと並ぶ推理小説作家である。翻訳家としてはダンテの『神曲』の翻訳が白分の最高傑作と考えていた。自分でも宗教的な随筆や劇を書き、『王となるべく生まれた人（*The man born to be king*）』が有名。これは交流のあったルイスが復活祭には必ず読むと言っていた作品である。

＊4　ヘレン・ワデル（Helen Waddell）：アイルランドの詩人、翻訳家、脚本家。“*Peter Abelard*”は未訳。彼女は日本で生まれ、子ども時代を日本で過ごし、二十代では「人

生で最も豊かであったのは日本においてでした」と書いている。*"Helen Wendel's Writings from Japan"* という本もある。

＊5　オール・ソウルズ（All Souls）：ロンドン中心部にある保守的な福音派の英国国教会。

＊6　福音派（evangelical group）：英語圏を中心として、自由主義神学に対抗して近現代に勃興した、聖書信仰を軸とする神学的・社会的に保守派のムーブメント。

＊7　詩篇23（Psalm 23）：賛歌。ダビデの詩。「主は羊飼い、わたしには何も欠けることがない。主はわたしを青草の原に休ませ　憩いの水のほとりに伴い　魂を生き返らせてくださる」（新共同訳（旧）854頁）と始まる。

＊8　ヴェナイト（the Venite）：Psalm 95のこと。「主に向かって喜び歌おう。救いの岩に向かって喜びの叫びをあげよう」（新共同訳（旧）933-934頁）と始まる。

＊9　目を上げて（I will lift up mine eyes）：Psalm 121 KJVの都に上る歌。「目を上げて、わたしは山々を仰ぐ。わたしの助けはどこから来るのか。わたしの助けは来る。天地を造られた主のもとから」（新共同訳（旧）968-969頁）と始まる。

＊10　デ・プロフンディス（De Profundis）：Psalm 130のこと。都に上る歌。「深い淵の底から、主よ、あなたを呼びます。主よ、この声を聞き取ってください。嘆き祈るわたしの声

に耳を傾けてください」（新共同訳（旧）973頁）と始まる。

＊11　詩編91（Psalm 91）:「いと高き神のもとに身を寄せて隠れ　全能の神の陰に宿る人よ　主に申し上げよ『わたしの避けどころ、砦　わたしの神、依り頼む方』と」（新共同訳（旧）930-931頁）と始まる。

＊12　〈原文〉How sweet the name of Jesus sounds：福音主義の聖職者であるジョン・ニュートンの賛美歌。一七七九年に『Olney Hymns』に掲載された。
https://www.youtube.com/watch?v=Pfumgpnshag

＊13　セント・クリストファー（St. Christopher）：クリストファー（Christopher, 稀にKristopher）は、英語、デンマーク語の男性名、姓。デンマーク語の場合はクリストファと表記される。クリストフォロス（Khristóphoros：古希）に由来する。「キリストを運ぶ・担うもの」を意味し、三世紀半ばごろの半伝説的な殉教者の名前である。世界で最も強い人に仕えたいと願い、王様や悪魔の家来を経て、最後にたどり着いた師がキリストであったといわれる。そしてこの伝説の最後でクリストファーは、少年に姿を変えたキリストをそうとは知らずに背負って川向こうまで運ぶが、その少年（キリスト）は世界のすべての罪と苦しみを背負い、だれよりも重かったといわれる。以後、「クリストファー」はキリスト教の精神を担うことの高貴さを表す名称としてヨーロッパ諸国に広まった。愛称はクリス（Wikipedia より）。

＊14　〈原文〉Commit the way unto the Lord and He shall bring it to pass：Psalm 37:5 KJV（アルファベットによる詩）「悪事を謀る者のことでいら立つな。不正を行う者をうらやむな」で始まる。「あなたの道を主にまかせよ。信頼せよ、主は計らい」（新共同訳（旧）868頁）。

＊15　『水平線を越えて（*Beyond the horizon*）』：一九九〇年刊行のシシリー編集の全九十九ページのアンソロジー。以下の八つの節からなる。「意味の探求」「怒り、罪悪感と赦し」「苦悩」「死にゆくこと」「他界」「遺族」「復活」「歩み続けること」。彼女の広範な読書からの抜き書き集。

＊16　一九六三年十二月のある土曜の夕刻。シシリーは、クラシック音楽の新しいレコードを探しに図書館に出かけた帰り道、目抜き通りに面したギャラリーのショーウインドウにかかっていた青い十字架の絵に心惹かれる。彼女にギャラリーを覗く習慣はなかったから、すぐに愛車モーリスを停めたということは余程気になったのだろう。個展は最終日で他に客はなく、オーナーは最後の仕事とばかりにゆっくり接客した。そこにあった絵はどれも強く訴えかけ、彼女はその中の一枚を買い求めた。その画家は、彼女が三年前に看取った恋人アントーニと同じ年頃の、しかもポーランドの同じ地方の出身だと聞かされる。月曜に絵を受け取りに行くと画家の住所を教えられたので、週末には手紙を書いた。自分はホスピスで働く者であり、ホスピスにはアートが必要だと思ってはいたが、あなたの絵にその具現化された形を観たと。画家は画業四十年にして初めてその社会的意義を真正面から認められ、ホスピスに寄贈すべき作品を選んで欲しいと彼女をアトリエに招く。彼女は作品に恋をし、次いで彼に恋をした。しか

し彼には、長年別居生活を続けている妻がいた。四十五歳の女医と六十二歳の画家。いつしか二人は一緒に暮らしはじめ、彼は彼女のホスピスで絵を描くようになる。スピリチュアルな絵がふんだんに飾られ、画家がホスピスに常駐して患者や家族に絵筆を持つように勧めれば、どんなことが起こるのか。ソンダースの夫の絵が人々に及ぼす影響について、シスター・メアリー・エレノアはこう語っている。「最初、私は目を覆って、絶対に嫌ですと言いました。でも、今ではどうしたらその絵なしでやっていけるでしょう。その絵は内なる目で見なければならないのです。形はすべて間違っていますが、形が告げるものは天の光そのものなのです」。

＊17　ジュリアン（Mother Julian 1342-1413）：イングランドの神学者。三十歳のときの幻視に基づいて、五十歳で『神の愛の啓示（*Revelations of divine love*）』を書いたことで知られる。女性の手により書かれた最初の英語の本。彼女の神学は非常に前向きで、義務と法ではなく喜びと共感による神の愛を説く。

＊18　〈原文〉We will go into his tabernacle and fall low on our knees before his footstool: 都に上る歌。「主よ、御心に留めてください　ダビデがいかに謙虚にふるまったかを」（新共同訳（旧）973頁）と始まる。

＊19　この回答でどのくらいの人がレナード・コーエンの「ハレルヤ」を連想するのだろう。
“love is not some kind of victory march, no it's a cold and it's a broken Hallelujah.”
“brokenness”は、聖書ではそれなりに取り上げられるようだが、一般的日本人にはそれほど馴染みのある言葉ではない（本書の第2章47頁の「傷つきやすくなること（being vulnerable）」や「受け入れられた弱さ（weakness accepted）」とも共通する）。精神腫瘍学の文脈でも同様である。たとえば、『死と死にゆくことと死別』（Stillion & Attig, 2014）では、brokenness は「人としての全体性の喪失（loss of wholeness）」（p.8）とされているが、それは Cassell（1982）の"destruction of person"に端を発するようだ。あるいは、本章（117頁）でのアントーニに絡めた恋愛への圧倒的言及に着目するなら、そのメタファーで考察するのも一興であろう。

さらに、ニック・ケイヴの「ラブソングの秘密の生活」（Cave, 1999）を開こう。ケイヴによれば、私たちが前進し、過去を捨て、変化し、成長すること（つまり、自分自身とお互いを許すこと）が仕事であるように、ラブソングには、過去を作り直し、現在の足元に置くという、それ自体の不気味な知性があると言う。そして以下の興味深い発言が続く。「私は、言葉を使うことで、神の存在を書き込んでいることに気づきました。言語は、私が目に見えない人間にかける毛布となり、彼に形と姿を与えました。ラブソングという媒体を通じて神を実現することが、アーティストとしての私の最大のモチベーションであり続けています。……父を失ったことで、私の人生には真空状態が生まれ、そこに私の言葉が浮遊し、集まり、目的を見出すようになったのです。W・H・オーデンは、『いわゆるトラウマ的体験とは、事故ではなく、子供が辛抱強く待っていた機会である。もしそれが起こらなかったら、その子は人生が真剣に生きるに値するものだと知るために、別のものを見つけていただろう』と述べています（Auden, 1941）。父の死は、この〈トラウマ体験〉であり、神が埋めるべき穴を残したのです。私たちは自分自身の破局を自ら作り出し、そのために私たちの中にある創造的な力が役立っているという考え方は、なんと美しいことでしょう」(Cave, 1999)。

Auden, W.H. (1941) The Wandering Jew. *The New Republic*, 10 February.

Cassell, E. J. (1982) The nature of suffering and the goals of medicine. *NEJM*, 306 (11), 639-645.

Cave, N. (1999) The secret life of love song. Mute US. Also in Cave, N. (2013) *The Complete Lyrics 1978-2013*. Viking.

https://www.nickcave.it/extra.php?IdExtra=43

Stillion, J., & Attig, T. (Eds) (2014) *Death, Dying, and Bereavement*. New York: Springer Publishing.

解説　シシリー・ソンダースと三枚の絵

本解説は、二〇二一年一月二十三日「がんと暮らしの相談事業全国フォーラム 2021 on ZOOM」における講演原稿を加筆修正したものである。

はじめに

私は本稿の副題に「トータルペインの三重苦」はどうだろうと考えてみた。トータルペイン自体が苦しいものであるばかりか、それを表現しがたいこともつらいだろうし、それが理解されにくいことはさらに苦しみが増すだろうからである。トータルペイン理解を困難にしている理由は、少なくとも三つある。第一に、四つの次元の階層性の是非とその取り扱い。これについては、『シシリー・ソンダース初期論文集：1958-1966』の解説で、トワイクロスに始まる基本的に四分円の図がトータルプライス（合計価格）まがいの足し算イメージを広め、多職種協働における折衷主義容認に拍車をかけたのではないかと論じた（小森 2017）。第二に、共有されたスピリチュアルペイン定義がないこと。このことは、『みんなのスピリチュアリティ』(Goodhead & Hartley, 2017）を邦訳して、ソンダースのお膝元である英国においても現在、それが十人十色であることを確認した。そして第三に、トータルペインが、痛みの疑似体験を得るためのオリジナルのトータルペインと、見立てのツールとしてのトータルペインモデルが錯綜していることが問題になる。これについて、今回、ソンダースがトータルペインの表現として適切だと考えた絵を三枚使って、その解説を試みる。

1

患者の痛みを表現したソンダース認定の絵ということになれば、一九七八年に彼女が初めて世に問うた緩和ケアテキストの扉絵が、まず頭に浮かぶ。トータルペインを説明するような、四つの次元が判然としないマンダラのような絵（図1）である。これは、肺がん患者自らが描いたもので、ソンダースがトータルペインを示すシェーマとして、ある意味、同意したものと考えられる。彼女は、こう解説している。

ＨＹ氏は、彼がベッドの上でからだを伸ばしたときに自らを取り囲む痛み（pain）を完全に（totally）描写している。彼は私た

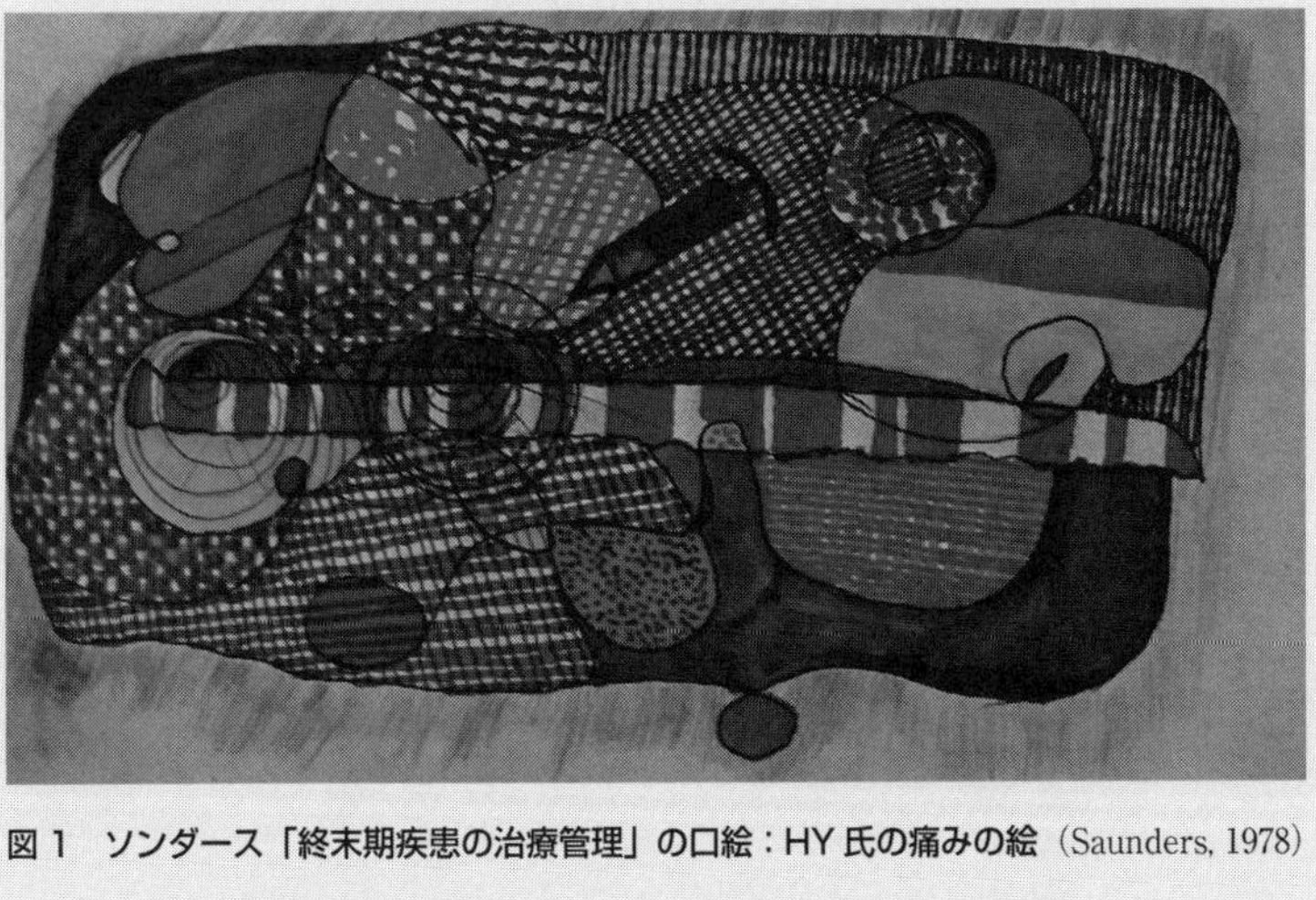

図１　ソンダース「終末期疾患の治療管理」の口絵：HY 氏の痛みの絵（Saunders, 1978）

ちに向かって、渦巻き状の図を緊張からくる「筋肉の痛み」として描いている。これは具体的には、治療された急性の痛みであった。しかし、絵は、特別な治療のない慢性疼痛の患者の多くの気持ちを表現している。

(Saunders. 1978)

古典的なグリュンバルド（Grünwald）の図式に従えば、上下は意識／無意識を、左右は過去／現在／未来という時間の流れを象徴するわけだが、筋肉の痛みは、意識と無意識の境界線上、現在に位置している。身体的痛みを表す渦巻きの背後にあるおどろおどろしい図柄は、心理社会的およびスピリチュアルな痛みであり、身体的痛みよりはるかに大きいものと読み取れる。

2

二〇二〇年十月、偶然、小生未読のソンダース邦訳『死に向かって生きる』（Saunders & Baines, 1989/90）の扉に不思議な絵を見つけた（図2）。原書第一版は一九八一年に刊行。〈ターミナルペイン〉の説明として使われているのだが、これは、ソンダースたちがある患者からプレゼントされた中世の織物の絵だという。その患者は「私にとって痛みはこのように感じられるのです」と言った。

ドラゴンには頭が七つあって、それぞれがさまざまな痛みを象徴しているように見える。二つの頭の口からは何やらカエルのような生き物がとび出ている。ドラゴンは同じく多頭の生き物の背中に乗っており，その左には半人半獣がいる。これら四者がトータルペインの四つの次元を象徴しているとするのは深読みでもないだろう。一番左端には書物を左手に抱えた人がいて，獣らを見ているが，怯えた風はない。むしろ彼らを諭しているようである。

翌日，この扉絵の原画がロワール川沿いの古城にあるものだと判明する。「怒りの黙示録」の No.62「カエルを吐くドラゴン」(Meisterdrucke, 2012)。「黙示録のタペストリー（フランス語 Tenture de l'Apocalypse ／英語 Apocalypse Tapestry）」はアンジュー公ルイ1世の命で作られた。一三七〇年代，フランドルの画家ヤン・ボンドルがヨハネの黙

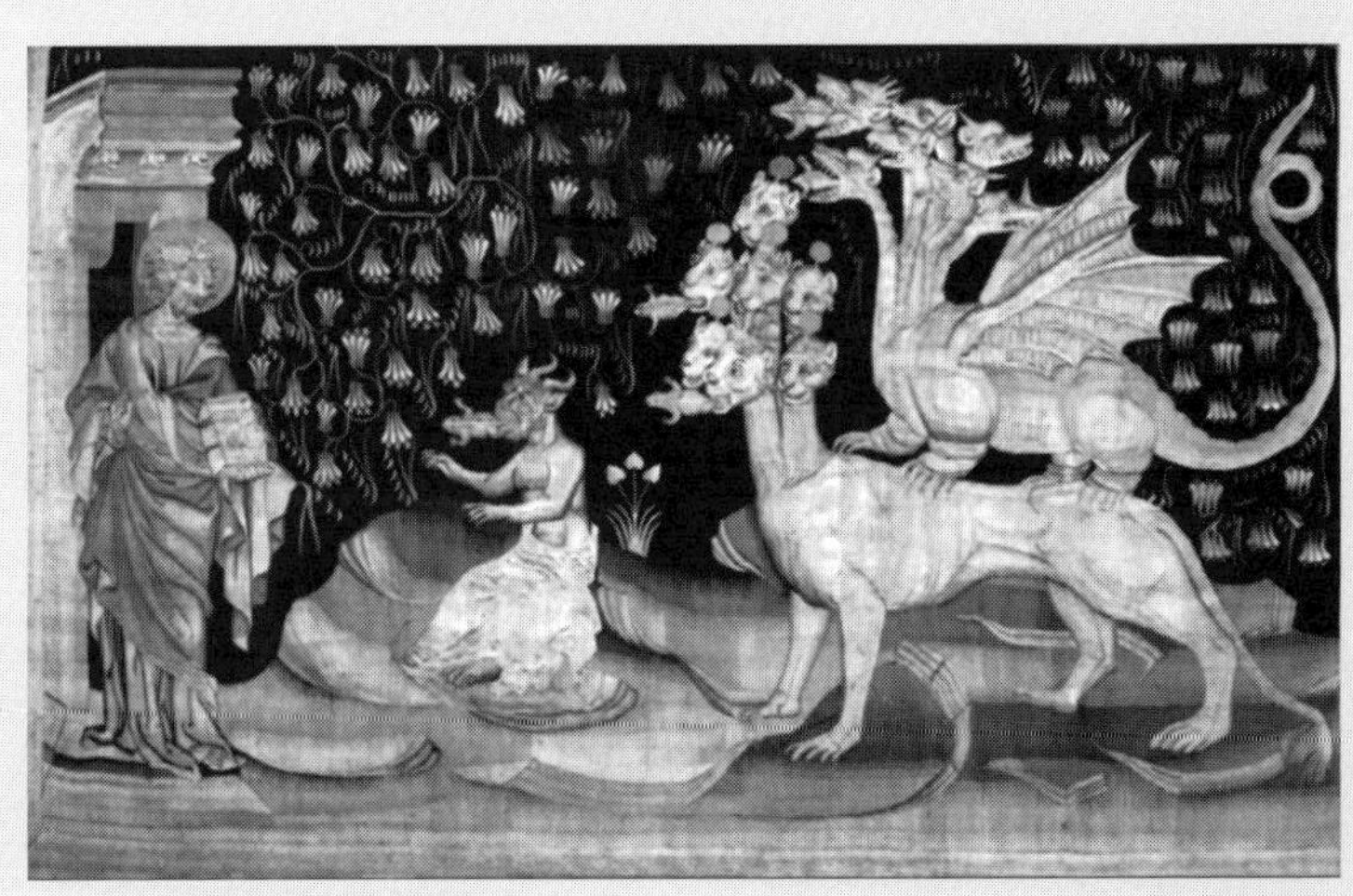

図2　怒りの黙示録 No.62「カエルを吐くドラゴン」(Meisterdrucke, 2012)

示録をテーマに描いた絵を、織師ニコラス・バタイユが多数の織工を使って一三七七年から一三八〇年までかけてタペストリーに編んだ。[*1]

ソンダースは「スピリチュアルペイン」を語るのに『ヨブ記』を示し、「私と共に目を覚ましていなさい」では『マタイ福音書』を引用している。ターミナルペイン／トータルペインを語るのになぜ黙示録を示したのか？『ヨハネの黙示録』は新約聖書の最後に配された預言書的性格を持つ書である。キリスト教徒の間でも、その解釈と正典への受け入れをめぐって議論は多い。イエス復活後数十年を経て終末に関する新たな啓示を記したものである。黙示録は、古代キリスト教の小アジアにおける七つの主要な教会に当てられる書簡の形式で著者ヨハネが、終末において起こるであろう出来事の幻を見たと語っている（全22章）。

図2のタペストリーは黙示録16章13～16節を描いている。左に立っている人は著者ヨハネだが、順に右へ並ぶ偽預言者、七頭獣、赤いドラゴンの三者は12～13章において登場している。天の戦いにおいて、サタンが地に投げ落とされ、その化身である赤いドラゴンが神の民を迫害する。七頭獣は海の中から現れてそれに協力し、偽預言者は地から上ってきて、人々に獣の刻印を付ける。ここで神の怒りが極みに達し、七人の天使が神の怒りの満ちた七つの鉢を受け取り、順にぶちまけていく。その第六の鉢が大ユウフラテ川に傾けられると、その水は日の出る方から来る王たちに対し道を備えるために、涸れてしまう。それに続く場面である。

13 そして私は見た、龍の口から、また獣の口から、また偽預言者の口から、汚れた霊が三つ、
蛙のように（出てくるのを）。
14 というのも、それらの霊は徴をなす悪霊の霊であって、万軍の神の大いなる日の戦いのた
めに全世界の王たちを集めようとして、出て来るのである。
15 見よ、我、盗人の如く来たる。目覚めて、自分の衣服を守っている者は幸いである。そう
すれば、裸で歩きまわって、みっともないところを人に見られずにすむだろう。
16 そして彼らをヘブライ語でハルマゲドーンと呼ばれるところに集めた。（田川 2017）

神の怒りが極致に達する状況である。[*2][*3]

「カエルを吐くドラゴン」の絵で、悪を働こうとしているのは偽預言者、七頭獣、赤いドラゴンの三者にカエル（悪霊）を加えた四者であるから、それらをトータルペインと考えるのは自然だろう。四者をその四次元の象徴と解釈する。影響力の大きさから推測すれば、体は赤いドラゴン、心が七頭獣、ソーシャルが偽預言者、スピリチュアルがカエルだろうか。

一方、患者のコメント「私にとって痛みはこのように感じられるのです」の「このように」をこの四者だけでなくタペストリー全体を指すとするなら、記録者ヨハネが描かれていることが特記すべきことになる。これは、記録者がこの物語の内部にいるということであり、伝えられる出来事は客観的なものではないことを示唆しているとも言える。さらに、この物語の展開

をケアの現実に当てはめるなら、患者は四者から攻撃されるキリスト教徒であり、最後に苦しみの中で死んでいくのはその四者に扇動されキリスト教徒を迫害した異教徒である。この異教徒とは誰か？　がんという病いにおいて、当該臓器の症状が出現するのはおおよそ最後の最後であり、全経過を通じて患者が苦しむのは検査と治療であることは忘れないようにしたい。

3

『死に向かって生きる』にはもう一つ驚くべき記述がある。ソンダースが、患者さんたちに痛みの絵を描かせていたというのである。三枚目の登場だ（図3）。

私は、暖炉のレンガがトータルペインで、破壊部隊が医療者だと思ったのだが、岸本寛史先生に意見を求めると、以下のような返信があった（岸本 2020）。

これは、ぱっと見たところ、「破壊部隊」＝がん（つまり「レンガ」＝患者）で、破壊部隊になすがままにやられている＝がんにやられている、と受け止める人のほうが多いのではないでしょうか。「破壊部隊」を医療者と重ねる見方と、おそらく両方あるのではと思います。いずれにしても、「なすがままにやられる」のではなく、患者自身が「主体的に痛みと取り組める」ところが鍵となると私は思っていて、その観点からすると、疼痛コントロールは、下手をすると、患者の主体性というか自発性を奪ってしまうこともあるのではないかと思います。こちらが痛みをとってあげるというスタンスになったり、自分で痛みに対処しようとしている動きを封じてしまう（「我慢しなくていいですよ」などの言葉は知らないうちに患者の主体性を奪う）ということが、実は問題だったりすることもありますね。

実際、テキストにはこうある。「セント・クリストファー・ホスピスの入院患者が多数の絵を描いており、患者自身が感じている痛みを表している。真っ赤な爪で突き刺された感じ、硬直した筋肉で囲まれてしまった感じ、世界から断絶されてしまった感じ、痛み

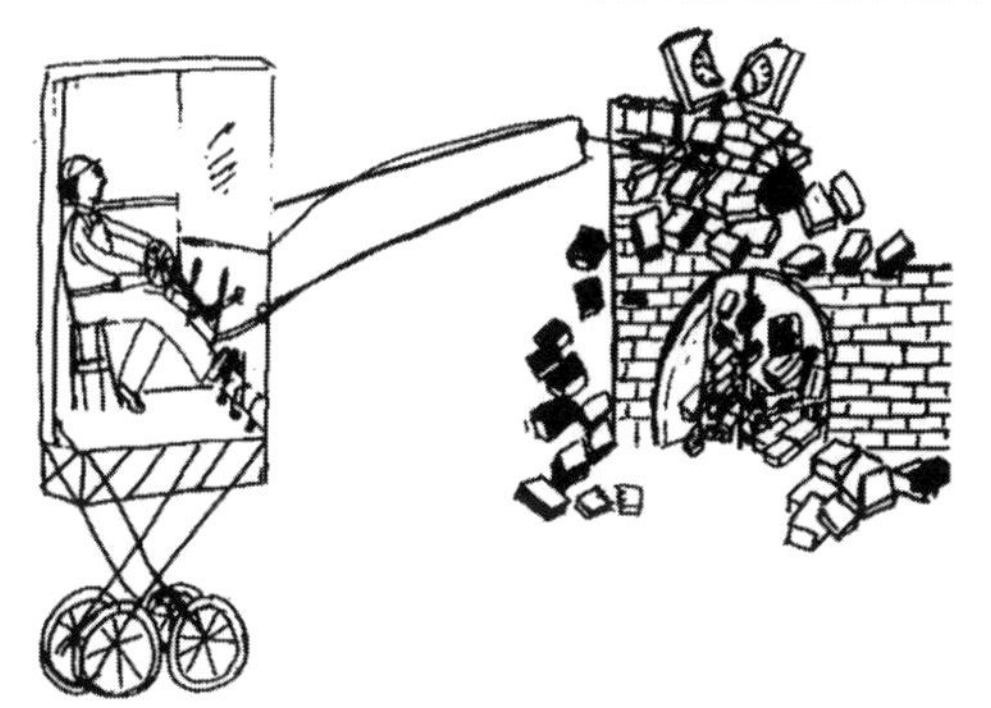

A patient (Mrs E. S.) draws the feeling of being constantly at the mercy of some kind of demolition squad.

図３　ソンダース『死に向かって生きる』所収：ES 夫人の痛みの絵
(Saunders & Baines, 1989)

によって皮膚の下が粉々になった感じ、動いたとき突然ぐさりと刺された感じ、置き場のない痛みの重さなどが生々しく描かれている。同様に、そこには患者がスクラップの山以下になったとか、繰り返される打撃により破壊部隊のなすがままになっているという確信もあった」（武田（訳）15頁）。これは岸本先生の解釈を支持している。

一方、改田明子先生からは、（レンガ＝トータルペイン解釈を踏襲された形で）こんなコメントを頂いた。

図3を見て、また姉（後腹膜肉腫）のことを思い出しました。亡くなる年の一月に突然の腹痛で救急搬送、三月に手術、五月に再発、六月に化学療法（効果の期待できない）、七月に緩和ケア病棟と目まぐるしく動いた姉のいのちでした。幸い、緩和ケアでステロイドがよく効いて、パンパンだった浮腫が取れて、とっても楽になりました。身体的に苦痛は軽減されましたが、私はその状況に立ち尽くすばかりで、諸々の葛藤は手付かずのまま残り、姉は孤独だったと思います。身体的苦痛のなさと状況のアンバランスは、独特のつらさを残しました。そんなペインにいたのだなあ、と思い出しました。四つのペインは自然な流れの中で深く結びついて成立しており、その一つだけを取り出して取り除くことは、その流れの破壊という側面を持つのでしょうね。絵画ではなく、四声の音楽だったら、と想像しました（改田 2020）。

4

では、ここで以上の三枚の絵を比較参照してみよう（表1）。その出典、収録本、患者のコメント、観察者・治療者・患者の描出、トータルペインと各次元の描出、および想像されるメッセージについては、表に示した通りである。

私は既に、一九六四年に提唱されたオリジナルのトータルペインがトータルペインモデルに変化した背景には、教育的文脈の影響があるはずだと公言した。オリジナルのトータルペイン（図4）が患者さんの痛みを疑似体験するための、よって必然的に身体感覚として未分化な、喩えるなら掛け算の、患者から援助者へ向かうベクトルのものであったのに対し、トータルペインモデル（図5）は、見立てのツールとしての、四分円に描かれた、足し算の、援助者から患者に向かうベクトルだということだ。

トータルペインの絵画化といえば、一般に流布した四分円ということになる。トワイクロス（図6）に始まって、種々さまざまなものがある（表2）。一方、患者が描いた、ないし選んだ絵は、患者の内なる声である。つまり、三枚とも、オリジナルのトータルペインが表現されているわけだ。ソンダースは一九八一年以後、このような絵画を公表してはいないが、オリジナル重視のメッセージがあることは明白だろう。

表1　ソンダースの患者による三枚の痛みの絵：比較

	図1	図2	図3
出典	患者 HY 氏の描画	黙示録のタペストリー No.62	患者 ES 夫人の描画
収録本	The Management of TerminalMalignant Disease 1978	Living with dying 1981	Living with dying 1981
患者のコメント	？	私にとって痛みはこのように感じられるのです	破壊部隊のなすがままになった
観察者	–	ヨハネ	–／破壊部隊
治療者	（注射器）	–	–
患者	ベッド上中央	–	レンガ（がん＝破壊部隊）／–
トータルペイン	混沌	それぞれに擬人（獣）化	–／暖炉のレンガ：区別無し
からだ	渦巻き	赤いドラゴン	–／レンガ
こころ	マンダラ	七頭獣	–／同上
ソーシャル	同上	偽預言者	–／同上
スピリチュアル	同上	カエル（悪霊）	–／同上
ストーリー	？	ヨハネの黙示録	破壊部隊が暖炉を破壊した
メッセージ	痛みは分かち難い	痛みの主観性・客観不能性	早急な鎮静の弊害
メモ			打ち砕かれて山積みされたスクラップよりも嫌なものになった

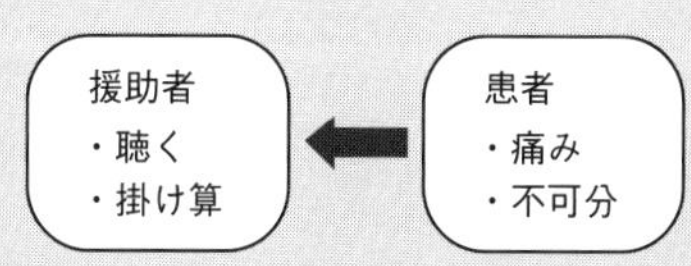

図４　トータルペインオリジナル（1964年）

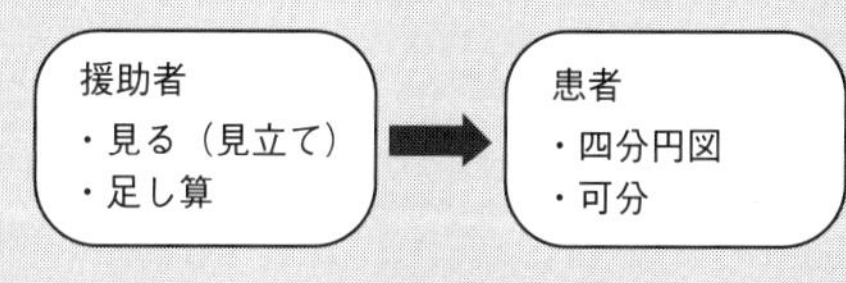

図５　トータルペインモデル（現在）

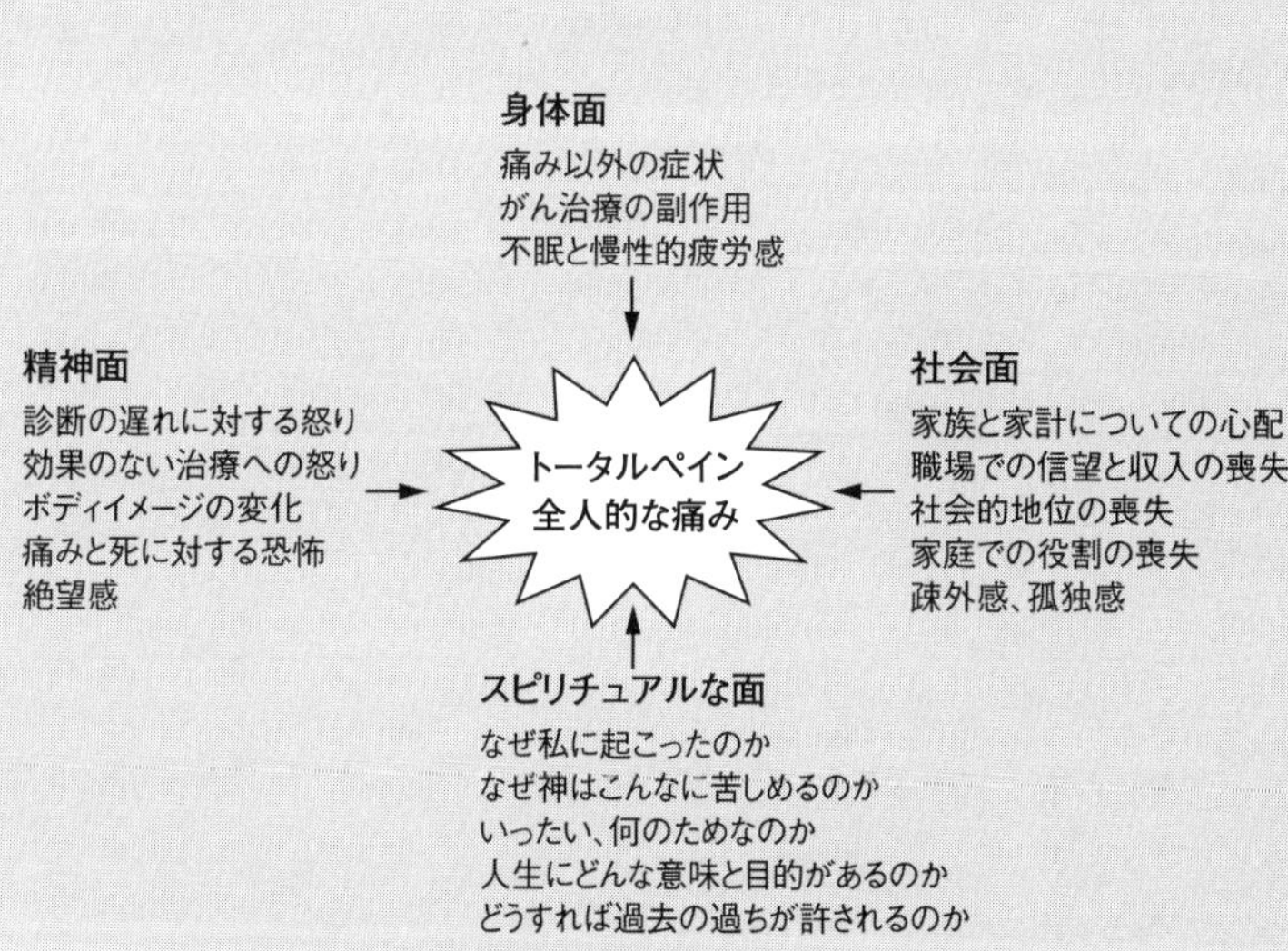

図６　トワイクロスによる図式化（Twycross & Wilcock, 2002）

表２　テキスト上のトータルペイン

編者	刊行年	書名	トータルペイン	その他
Saunders, C.	1978	The Management of Terminal Disease, 1st ed.	詩？／患者による描画	
Twycross, R. & Lack, S. A.	1983	Symptom Control in Far Advanced Cancer: Pain Relief	痛みの知覚を修飾する非身体的影響因子 (influences which modify perception of pain) を四方向から図示。（副作用などの）身体的因子、うつ病、怒り、不安（ここに家族とお金に関する心配、スピリチュアルな不満も含まれている）	
Saunders, C.	1984	The Management of Terminal Malignant Disease, 2nd ed.	詩？／患者による描画、ともに 1978 と変更なし	
Twycross, R. & Lack, S. A.	1990	Therapeutics in Terminal Care, 2nd ed.	図なし	『末期癌患者の診療マニュアル』第２版、1991
Saunders, C. & Sykes, N.	1993	The Management of Terminal Malignant Disease, 3rd ed.	図なし	
Twycross, R.	1994	Pain Relief in Advanced Cancer	1983 と同様	
Twycross, R. & Wilcock, A.	2002	Symptom Management in Advanced Cancer, 3rd ed.	「痛みを構成する４つの因子」（身体面、精神面、社会面、スピリチュアルな面）と表記	『トワイクロス先生のがん患者の症状マネジメント』第１版、2003
Twycross, R. & Wilcock, A.	2009	Symptom Management in Advanced Cancer, 4th ed.	同上	『トワイクロス先生のがん患者の症状マネジメント』第２版、2010

おわりに

トータルペイン理解においては，痛みの疑似体験を得るためのオリジナルコンセプトと見立てのツールとしてのトータルペインモデルが錯綜している。今回，ソンダースがトータルペインの表現として適切だと考えた絵を三枚検討した。図2と図3を収録した小冊子は「緩和ケアを専門としていない治療者」のためのものだ。そこに，トータルペインモデルは初心者向け，オリジナルトータルペインは上級者向けなどという諦めはない。ソンダースはそれらの二者択一よりも両者を支持したのではないかと思う。

【文献】

Goodhead, A., & Hartley, N. (Eds.) (2017) *Spirituality in hospice care: How staff and volunteers can support the dying and their families*. London: Jessica Kinsley Publishers.（小森康永・改田明子・岸本寛史・安達映子（訳）2020『みんなのスピリチュアリティ』北大路書房）

改田明子（2020）personal communication.

岸本寛史（2020）personal communication.

小森康永（2017）「トータルペイン再訪」『シシリー・ソンダース初期論文集：1958-1966』に

所収　北大路書房
Meisterdrucke（2021）カエルを吐くドラゴン　No.62「怒りの黙示録」1373-87（タペストリー）https://www.meisterdrucke.jp/fine-art-prints/Nicolas-Bataille/261564/.html（2021.12.1 閲覧）
Saunders, C. (Ed.) (1978) *The management of terminal malignant disease* (1st ed.). London: Edward Arnold.
Saunders, C., & Baines, M. (1989) *Living with dying: The management of terminal disease* (2nd ed.). Oxford University Press.（武田文和（訳）1990『死に向かって生きる』医学書院）
田川建三（訳著）（2017）新約聖書　訳と注7　ヨハネの黙示録　作品社
Twycross, R., & Wilcock, A. (2002) *Symptom management in Advanced Cancer* (3th ed). Radcliffe Publishing.

＊注

＊1　タペストリーは高さ6メートル、長さ140メートル。六つの部分に分けられ、九十の異なる場面から成っていた。一四八〇年、最後のアンジュー公となったルネが死の直前にアンジェ大聖堂に寄贈して、以後同聖堂で保管されていたが、十八世紀末、フランス革命によって略奪、破壊され、タペストリーも切り刻まれて多くが失われた。一八四八年、散逸していたタペストリーが集められ、一八七〇年、大聖堂に戻された。その後、一九五四年に城に移され、大幅な修復作業を経て、現在は城内で展示されている。二〇一六年より劣化修復作業が進められている。

＊2　YouTube（https://www.youtube.com/watch?v=Cidak8R7n44）には、「黙示録のタペストリー」全九十場面の（三分の一は失われたものの）詳細解説がある。
「ヨハネは、国民同士が争うよう神に反逆するよう扇動する目的でカエルが噂を流すことを知っている。偽預言者は、岩の上に座る小悪魔として描かれているが、ヨハネを脅し、今にも攻撃するかと両手を挙げている。大きな七頭獣は背中にドラゴン、彼の歩みを方向づける師を乗せている。悪霊は三匹のカエルではなく五匹で表されている。一匹のカエルが偽預言者から吐き出され、七頭獣とドラゴンからそれぞれ二匹のカエルが吐き出される。ドラゴンのクローズアップでは尾の形が獣の印である6を示される」（the frogs Fifth set, tapestry 62, Revelation, 16, 13-16）。

田川（2017）によれば、このような四匹の生き物は旧約聖書のエゼキエル一章にもあるという。ただし一匹一匹それぞれが四つずつの顔を持っていて（四面獣）、その四つの顔はそれぞれ人間と獅子と牡牛と鷲の顔である。さらに歴史を遡れば、ケルビム（ヘブライ書9.5）、そしてスフィンクスに至る。

＊3　田川（2017）によれば、黙示録は二人の書き手の文章がほぼ同量に混在している。二人は「まったく正反対の方向を向いているだけでなく、立っている水準も巨大な落差があるし、著作の目的、主題、質も全然異なるし、人間の品性も雲泥の差があるし、そして特に、ギリシャ語の語学力が桁違いに異なる」。編集者Sの「やや長めに書いている部分は、最初の序論的部分（1～3章）以外はすべて、世界中の人間、人間だけでなくすべての生物が殺しつくされる場面である（8～9章のすべて、14章後半～16章のすべて、19～22章の大部分）」。となると、この絵も編集者Sの追加記述に基づい

ていることになる。新約の諸文書の中で後世に最も大きな影響を及ぼしたのは、実は、黙示録である。ことに中世キリスト教では、信仰の中心は最後の審判であり、それに合格しなければ恐ろしい永遠の劫罰にさらされるという恐怖によって信者を服従させた。編集者Sの異邦人排除がそのまま異教徒排除実践へと正当化されたのだという。これは、ソンダースが宗派を問わないどころか無宗教者であれ患者として受け入れると明言していることと大きく食い違う。

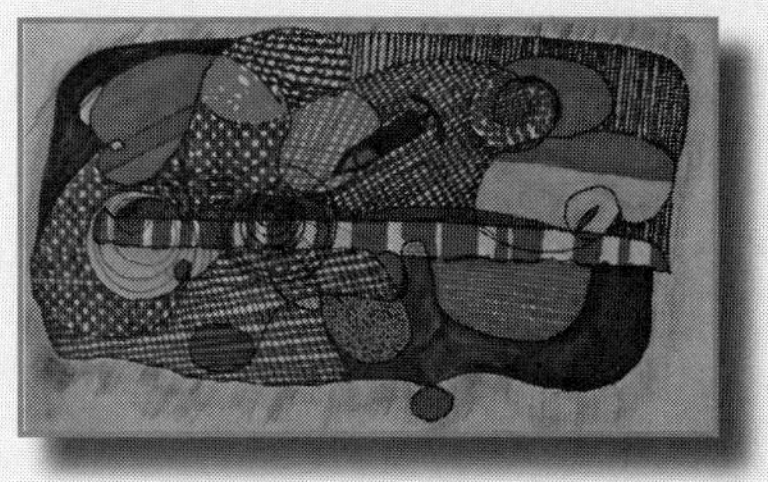

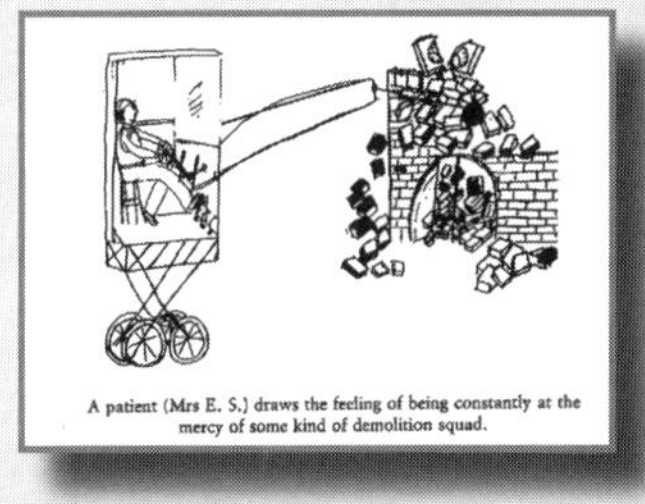

A patient (Mrs E. S.) draws the feeling of being constantly at the mercy of some kind of demolition squad.

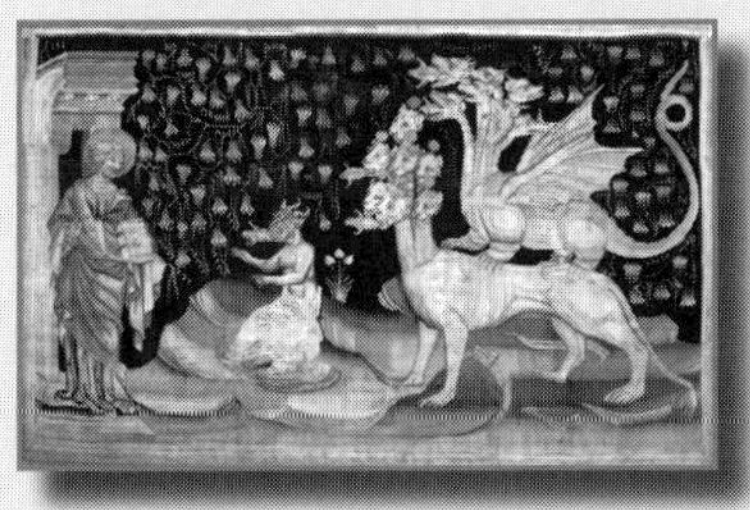

訳者あとがき

本書は、Cicely Saunders. *Watch with Me: Inspiration for a life in hospice care*. Observatory Publications, 2003 の全訳である。

まさか本書を自分が訳すことになるとは思ってもみなかった。デイヴィッド・クラークが最初に編集したソンダース関連書物である。宗教色の濃い論考が集められていると思い、積読していた。それが、一転したのは、二〇一九年五月九日のデイヴィッドからのメールによる。六月二十四日に Hospice UK で Cicely Saunders Society 発足の会議をするから来ないかというのである。宛先は Dear international friends and admirers of Cicely Saunders とあり、計十二名に発信されている。とても駆けつけることは無理だけれど発展を祈ると書き、こちらの近況報告もした。すると、イタリア、スイス、スペインからも近況が寄せられ、そこでわかったのは、諸外国でもソンダースの論文集はほとんど訳されていないが、唯一、本書だけが訳されているということだった。そこで、すぐに読んでみた。思ったほど宗教色は濃くなく、確かにトワイクロスが「小さな自伝」と称した第5章は圧巻である。他の四篇もデイヴィッドが「人生における主だった出来事やスピリチュアルな生活と、ケア倫理の間の関係」を通奏低音とするというだけあって、それぞれソンダースが四十七歳、五十六歳、六十六歳、七十八歳（そして第5章は八十五歳）で書いたこともあり、全体が自伝的となっている。

もちろん北大路書房の若森乾也さんに打診した。即刻、出版は計画されたが、今回も翻訳権の確認に時間を要した。そのメリットはと言えば、その間に得られた新しい知見を解説に収録できたことであろうか。本文も再読の機会を得て解釈も多少深化したと思いたい。本書の邦題『シシリー・ソンダース、ケアを語る：私のスピリチュアリティ』はもちろん、既刊の『みんなのスピリチュアリティ』との対比である。後者こそがシシリーのスピリチュアリティ概念を受けて十人十色のスピリチュアル実践を提示したものだが、アンサーソングのタイトルを逆に元歌にはめ込むことになった。これも深化の現れであろうか。本書は、私にとって親密な書物である。親密な書物とは私の造語だが、それは自分のことが書かれている本だとか、自分が書くべきであった、あるいは自分のために書かれたのだと信じ込ませてくれる本のこと。「自分の、自分による、自分のための本」。そのような読書体験を誰かに語り共鳴してもらえることは、何物にも代えがたい喜びである。読者との間にさらなる反響が生まれることを切に願う。

二〇二一年十二月　名古屋市鹿子殿にて　　小森康永

■ ま行

■ や行

■ ら行

■ わ行

索　引

■ あ行

■ か行

■ さ行

■ た行

■ は行

訳者紹介

小森康永（こもり・やすなが）

1985 年　岐阜大学医学部卒業

1990 年　Mental Research Institute 留学

現　在　愛知県がんセンター精神腫瘍科部長

〈主著・訳書〉

『緩和ケアと時間』（単著）金剛出版　2010 年

『ディグニティセラピーのすすめ』（共著）金剛出版　2011 年

『はじめよう！　がんの家族教室』（編）日本評論社　2015 年

『手作りの悲嘆』（共訳）北大路書房　2019 年

『がんと嘘と秘密』（共著）遠見書房　2022 年

編者紹介

デイヴィッド・クラーク（David Clark）

グラスゴー大学名誉教授（医療社会学）。2003年にランカスター大学でInternational Observatory on End of Life Careを設立し、緩和ケアの歴史と世界的発展に幅広い関心を寄せている。シシリー・ソンダースの生涯と仕事に長年関心を持ち、すでに彼女の書簡集や論文集を編集刊行している。近著に*Transforming the Culture of Dying: The Works of the Project on Death in America*（Oxford University Press, 2013）や*To Comfort Always: A History of Palliative Medicine Since the Nineteenth Century*（Oxford University Press, 2016）がある。「終末期におけるグローバルな介入（Global Interventions at the End of Life）」と題した研究でウェルカム・トラスト研究者賞を受賞し、2017年には終末期医療研究への貢献により女王陛下よりOBEを授与された。

著者紹介

シシリー・ソンダース（Cicely Saunders）

1918 年 6 月 22 日、同胞 3 人第一子ひとり娘として、ロンドン北部で生まれる。父親の不動産業者としての成功により、家族は物質的に恵まれた中産階級の生活を送った。1938 年、政治学、哲学、そして経済学を学ぶために、オックスフォード大学に入学。1940 年 11 月、学業を一時中断し、ロンドンのナイチンゲール看護学校セント・トマス校において戦時看護師となる。しかし、1944 年に背中の持病により看護師として「免役」されたため、すぐにオックスフォードに戻って学術的研究をし、同年に公衆社会管理学戦時学位を賦与された。その後、アルモナー（現在のソーシャルワーカー）としての訓練を受け、セント・トマス病院勤務。その後、ボランティアとして、ベイズウォーターにある死にゆく人のためのホーム、セント・ルカ（St Luke's）で働き、1952 年に医学部入学。39 歳で医師免許取得。1958 年には、セント・メリー医学校研究員として、セント・ジョセフ・ホスピスでの研究を開始。1967 年夏に、セント・クリストファー・ホスピスを開設し、以後 18 年にわたって医療部長を務める。その貢献によって、宗教領域における顕著な貢献に対するテンプルトン賞（1981 年）やメリット勲章（1989 年）など多数受賞。1980 年には、画家であるマリアン・ブフーズ - ジスコと結婚。2000 年にはセント・クリストファー・ホスピス会長の立場を下り、理事長／創設者の役を引き受け、ロンドンのキングス・カレッジ内のシシリー・ソンダース財団の発展を支援した。2002 年に、乳がんになり、病態が悪化すると、彼女はやすらぎを得て、2005 年の初春にはセント・クリストファーのナフィールド棟の一室に移った。2005 年 7 月 14 日他界。

デイヴィッド・クラークによってまとめられた論文集の他に書簡集（Clark, D.（2002）*Cicely Saunders: Founder of the Hospice Movement: Selected Letters 1959-1999*. Oxford: Oxford University Press.）や宗教的論考集（Saunders, C.（2005）*Watch with Me. Inspiration for a life in hospice care*. Lancaster: Mortal Press, reprinted Lancaster: Observatory Publications.）など著作多数。

シシリー・ソンダース、ケアを語る
私のスピリチュアリティ

2022年5月10日　初版第1刷印刷
2022年5月20日　初版第1刷発行

定価はカバーに表示してあります。

著　者　シシリー・ソンダース
編　者　デイヴィッド・クラーク
訳　者　小　森　康　永
発行所　㈱　北　大　路　書　房
〒603-8303　京都市北区紫野十二坊町12-8
電　話　(075)　431-0361㈹
F A X　(075)　431-9393
振　替　01050-4-2083

編集・製作　本づくり工房　T.M.H.
装　　　丁　上瀬奈緒子：綴水社
印刷・製本　モリモト印刷（株）

ISBN 978-4-7628-3189-8　C3047　Printed in Japan© 2022
検印省略　落丁・乱丁本はお取替えいたします。

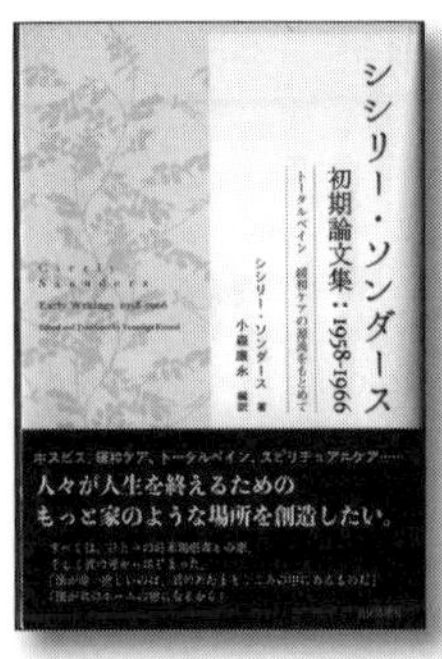

シシリー・ソンダース初期論文集 1958-1966
――トータルペイン　緩和ケアの源流をもとめて

シシリー・ソンダース　著
小森康永　編訳

四六判・264 頁
定価：本体 2800 円＋税
ISBN978-4-7628-2967-3　C3047

近代ホスピスの設立と普及に尽力したシシリー・ソンダース。1958 年の第一論文「がんで死ぬこと」をはじめ，8 つの初期の論考を収録，さらには編訳者の解説を通して，晩年に至るまでの思考の軌跡を辿る。死にゆく人の「痛み」を身体的，精神的，社会的，スピリチュアルな面からトータルに捉えようとした彼女の思想を再訪，その豊穣な可能性を照らし出す。

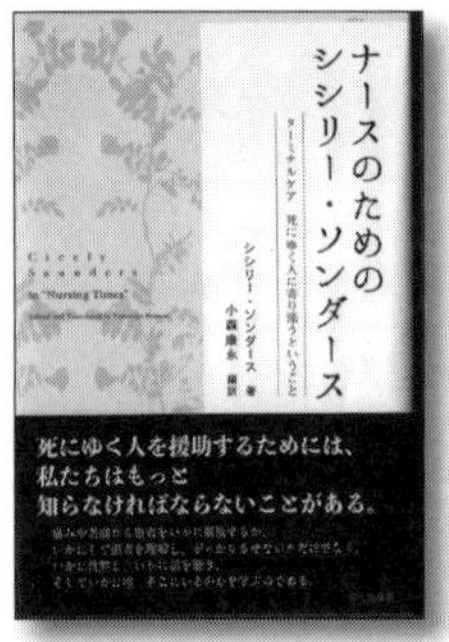

ナースのためのシシリー・ソンダース
――ターミナルケア　死にゆく人に寄り添うということ

シシリー・ソンダース　著
小森康永　編訳

四六判・196 頁
定価：本体 2200 円＋税
ISBN978-4-7628-2968-0　C3047

「近代ホスピスの母」シシリー・ソンダースのキャリアは，医師ではなく，看護師から始まった。終末期の患者およびその家族にとって「近しい存在」である看護師は，どのように患者の苦悩と痛みに寄り添えばよいのか？　率直に生き生きと語った“Nursing Times”への 13 本の寄稿論文を収載。緩和ケアの「原点」に立ち返り，その現代的意義を問う。